T. C. Fry, Dr. Herbert M. Shelton u.a.

REINES WASSER

FÜR DIE GESUNDHEIT

T. C. Fry, Dr. Herbert M. Shelton

Reines Wasser
für die Gesundheit

weitere Autoren:
Dr. John H. Tilden
John A. Vance
Jethro Kloss
Dr. William Esser
Dr. Hereward Carrington
Dr. Raymond W. Bernard
Dr. otto Carque

Titel der in USA erschienenen Originalausgabe
»The Great Water Controversy«

3. Auflage 1994

Gestaltung : Hanns-Christoph Adams
Texterfassung und Satz : Agentur + Satz, Ritterhude
Druck: Buchdruckwerkstätten Hannover GmbH
Dieses Buch wurde auf chlorfrei gebleichtem Papier gedruckt.

ISBN 3-926453-25-7
Printed in Germany

Inhaltsverzeichnis

Sie wissen vielleicht nicht, daß etwa 75 Prozent Ihres Körpers aus Wasser besteht! Das Blut und das Gehirn bestehen zu etwa 80 Prozent aus Wasser und die Sekretionsflüssigkeiten zu mehr als 90 Prozent ihres Gewichts.

Wasser verläßt den Körper fortwährend des Atmens, in Form von Urin, Schweiß und Kot. Deshalb muß dem Körper auch laufend Ersatz gegeben werden, und dies kann nur über die Nahrung und Getränke erfolgen.

Früchte, Salate und Gemüse enthalten bis zu über 90 Prozent Wasser, so daß Menschen, die überwiegend von Rohkost leben, weniger oder gar nichts zu trinken brauchen.

Die meisten Menschen essen die übliche »Mischkost«, die viele konzentrierte, d. h. »trockene« Nahrungsmittel enthält, und sie brauchen beträchtliche Mengen an zusätzlichen Flüssigkeit.

Was sollen wir trinken?

Am besten ist reines Wasser. Früher war dies Regenwasser. Aber heute ist unser Regenwasser durch die Luftverschmutzung schon stark belastet (saurer Regen). Reines Regenwasser kann durch Dampfdestillation oder Umkehrosmose hergestellt werden. Am besten ist jedoch das Wasser, das in Früchten, Gemüse und Salat enthalten ist.

Leitungswasser, Mineralwasser, Kaffee, Tee, alkoholische Getränke, Limonaden und Cola-Getränke sollten gemieden werden, denn sie enthalten Reizstoffe wie Alkohol, Koffein, Tein, Konservierungs- und Farbstoffe sowie denaturierten Fabrikzucker und anorganische Mineralien, die alle belastend für den Körper sind.

Vorwort

Hier werden die vielen Fragen über Wasser dargelegt, so daß keine Zweifel mehr über seine Rolle in unserem Körper bestehen. Es wird klar aufgezeigt, was für Wasser wir verwenden sollen und wie wir es beschaffen können.

Viele von uns haben Trinkgewohnheiten, die unserem Körper Wasser in solchen Mengen zuführen, daß es uns innerlich »überflutet« und unsere Nieren übermäßig belastet. Wir trinken meistens aus krankhaften Gründen, und das Trinken ist selbst Krankheitsursache, bis auf wenige Ausnahmen.

Dieses Buch zeigt auf, daß Menschen nicht von Natur aus wassertrinkende Lebewesen sind. Das wird viele schockieren, denn sind wir nicht Zeugen dafür, daß Menschen zu fast allen Tageszeiten, solange sie wach sind, etwas trinken?

Viele können keine Logik darin sehen, etwas anderes zu tun als das, was sie gewöhnt sind. Selbst wenn sie es einsehen, so weigern sie sich, sich zu ändern. Sie ziehen es vor, Opfer von selbst verursachten Krankheiten zu werden, anstatt ihre vertrauten Gewohnheiten aufzugeben. Einige Menschen klammern sich an die krankmachenden schlechten Gewohnheiten aufgrund einer gefühlsmäßigen Einstellung, die in ihrem sozialen Status liegt. Sie weigern sich sogar, alle Seiten oder auch nur eine Seite der Gesundheitsfrage zu betrachten. Viele wissen es besser, weigern sich aber, anders zu handeln. Glücklicherweise gehören Sie, lieber Leser, nicht zu diesen Menschen, denn daß Sie dieses Buch lesen, zeigt, daß Sie ein aufgeschlossener Mensch sind. Das Hauptanliegen dieses Buches ist die Klarstellung über Wasser: **Sorgen Sie dafür, daß nur reines Wasser in**

Ihren Körper gelangt! Vermeiden Sie verunreinigtes Wasser, egal aus welcher Quelle!

Diese Forderung scheint einfach zu sein. Wenn Sie jedoch dieses Buch gelesen haben, werden Sie feststellen, daß es viele Situationen gibt, die die Verwirklichung einer solchen Forderung nicht immer leicht macht. In der Kontroverse über Wasser werden eine Menge Leute Partei ergreifen und sich auf die Seite einer der vielen Lehrmeinungen stellen, die z. Zt. das Feld beherrschen. Um alle die jedoch wachzurütteln, die hartnäckig die Position des verunreinigten Wassers verteidigen, haben wir die wichtigsten Argumente in diesem Buch zusammengefaßt. Wir hoffen daher sehr, daß dieses Buch eine sinnvolle Klarstellung bringt.

T. C. Fry

Wasser - wichtiger Faktor für die Gesundheit

Niemand bestreitet die absolute Notwendigkeit des Wassers für unser Leben. Ohne Wasser tritt der Tod innerhalb weniger Tage ein. Dennoch gibt es außer Nahrungsmitteln kaum ein kontroverseres Thema in der Dikussion über die menschliche Ernährung.

Obwohl inzwischen ausführlich bewiesen worden ist, daß es nur eine Sorte Wasser gibt, die der Körper verarbeiten kann, und daß jegliches anderes Wasser schädlich ist, geht diese Kontroverse immer weiter! Wir haben es mit einigen sehr harten Köpfen zu tun - es scheint, als wären sie so hart wie das Wasser, für das sie streiten!

Der Körper kann nur reines Wasser verarbeiten. Das einzige Wasser, das unser Körper verarbeiten kann, ist REINES WASSER - Wasser in seiner reinsten Form - und das ist destilliertes Wasser.

Unreines Wasser kann zu Senilität führen. Es ist eine der Hauptursachen für die sogenannten »Verkalkungen«, obwohl das Kochen unserer Lebensmittel einen noch größeren Anteil an der vorzeitigen Alterung der Menschen hat.

Wasser ist ein Lösemittel. Es hält nahezu alle Mineralien in Lösung. Ohne die Eigenschaft des Wassers, Mineralstoffe zu lösen und zu transportieren, könnten Pflanzen nicht leben. So wie es ein unentbehrlicher Bestandteil für den menschlichen Körper ist, so verwendet er es auch als Transportmittel für die Ausscheidung von Abfallstoffen

(Schlacken). Aber ich begann meine Ausführungen mit der Erwähnung des Streits der verschiedenen Meinungsgruppen über dieses Thema. Die Kontroverse dreht sich um die Frage – mineralisiertes Wasser oder reines Wasser.

Zwei Lehren stehen sich gegenüber. Die richtige Lehre besagt, daß jeder Mineralstoff, der in Wasser enthalten ist anorganisch ist, und deshalb vom Körper nicht verarbeitet werden kann. Er ist somit in dieser Form ein belastender Stoff, der vom Körper wieder ausgeschieden werden muß. Wenn es dem Körper aber nicht ausreichend gelingt, anorganische Mineralien auszuscheiden, so wird er sie unter den Teppich kehren, wie man sagt, d. h. er wird sie an irgendeiner Stelle im Körper ablagern. Diese abgelagerten Mineralstoffe tragen dann zu folgenden Krankheiten bei:

Arthritis, Nierensteine, Arterienverkalkung, Gallensteine, Nephritis, Herzbeschwerden, Senilität, Gehirnverkalkung und viele andere mehr.

Die andere Lehrmeinung behauptet, daß Wasser ein wichtiger Mineralstoffträger sei und ein geignetes Mittel für die Medikation ist. Gewöhnlich verfolgen die Befürworter solcher Aussagen jedoch kommerzielle Interessen.

Einige Fragen setzen solche Verfechter jedoch schnell in Verlegenheit! Aber es ist eine traurige Tatsache, daß der größte Teil unserer Bevölkerung das Diktat kommerzieller Interessen akzeptiert, ohne es infrage zu stellen.

Welches Wasser benötigen wir?
Mineralhaltiges Wasser oder REINES WASSER?

Die meisten Menschen sind leider nicht gesundheitsbewußt und kümmern sich nicht um die Dinge, die sie in ihrem Körper aufnehmen. In die Körper der Menschen gehen alle möglichen chemischen Cocktails und Hexengebräue. Deshalb ist diese Abhandlung über das Wasser nur für gesundheitsbewußte Menschen bestimmt. Unter diesen wird diese Frage oft mit großer Heftigkeit und mit vielen Emotionen diskutiert. Die Tatsachen sind einfach festzustellen und sollten ausschlaggebend sein. Sowohl die Befürworter des mineralhaltigen Wassers, als auch die des reinen Wassers haben ihre »Autoritäten«. Wir wollen die Argumente prüfen, aber uns auf Tatsachen beschränken.

Die Befürworter von mineralhaltigen Wasser behaupten:

1. **Mineralhaltiges Wasser** wird vom Körper benötigt. Der Körper braucht die im Wasser enthaltenen Mineralien.
2. **Weiches Wasser** verursacht Herzanfälle.
3. **Reines Wasser** laugt Mineralstoffe aus dem Körper heraus.
4. Mineralhaltiges Wasser macht **Knochen und Zähne** fester. Weiches Wasser ist die Ursache von Zahnverfall, Paradontose und Osteoporose.

5. Die Hunzas, wahrscheinlich das gesündeste Volk auf der ganzen Welt, trinken schaumiges, milchiges, stark mineralisiertes **Gletscherwasser** und verdanken diesem ihre Gesundheit.
6. Reines Wasser ist **totes Wasser**. Nicht einmal Fische können darin leben.

Dies sind die Hauptargumente, die vorgebracht werden, um die Position der Verfechter des mineralhaltigen Wassers zu untermauern.

Was sind nun die Aussagen der Befürworter von reinem Wasser? Dazu gebe ich Ihnen die nachfolgenden Gegendarstellungen, die in den weiteren Kapiteln noch ausführlicher erklärt werden:

1. Menschen sind von Natur aus **keine wassertrinkenden Lebewesen.** Meistens beruht das Wassertrinken auf einer krankhaften, erworbenen Gewohnheit, einer falschen Ernährung oder beidem. Menschen sind an eine Ernährung, die ausreichend Wasser enthält, genau so angepaßt wie viele Tiere. Alles vom Körper benötigte Wasser ist in richtiger Nahrung ausreichend vorhanden.
2. **Durst** ist ein Anzeichen für das Bedürfnis nach Flüssigkeit – nicht aber für Gifte und Verunreinigungen, die darin enthalten sind, wie z. B. anorganische Mineralstoffe.
3. Der menschliche Körper ist unfähig, **anorganische Mineralien** zu verarbeiten. Er kann sie nicht verwenden und aufnehmen. Wenn er das könnte, so wäre das gesündeste Getränk Meerwasser, denn dieses enthält alle Mineralien, die der Organismus braucht. Meerwasser ist jedoch für Menschen giftig! Nur Pflan-

zen können anorganische Mineralien aus dem Erdreich und dem Meer (Plankton, Algen) verwenden. Menschen erhalten alle erforderlichen Mineralien aus Pflanzenkost in organisch-gebundener Form.

4. Anorganische Mineralien aus dem Wasser sind belastend für den Körper. Im Körper verbinden sich nicht ausgeschiedene Mineralien mit **Cholesterin zu Plaques** (fleckenförmige Ablagerungen), die zu Herz-Kreislauf-Problemen führen. Ferner werden sie in Verbindung mit Harnsäure in Gelenken und Muskeln abgelagert und verursachen arthritische und rheumatische Beschwerden.

5. Wenn der Körper tatsächlich mineralhaltiges Wasser benötigte, **welche Mineralien** sollte es enthalten? Jede Gegend hat andere Mineralien in ihrem Wasser, z. B. Eisen, Gips, Kalk (Kalzium), Schwefel, Arsen, Magnesium, um nur einige zu nennen. Nur Meerwasser enthält alle Mineralien. Wenn der Körper Mineralien aus Wasser braucht, welche dann und wieviel?

6. **In Wasser gelöste Mineralstoffe** sind nicht besser als die gleichen Mineralien in pulverisierter oder fester Form. Ganz egal, wie sehr der Körper ein Mineral für seine Aufbauzwecke benötigt, das Mineral in anorganischer Form ist eine Belastung für den Körper, jedoch kein Aufbaustoff.

Menschen sind von Natur aus keine Wassertrinker

Der menschliche Körper ist von seinem Ursprung her an eine Kost aus Früchten, Salaten, saftigen, grünen Gemüsen, Nüssen und Samen angepaßt. Diese Kost enthält normalerweise ausreichend Wasser für die Bedürfnisse des Körpers. Das in Früchten enthaltene Wasser ist rein. Früchte sind ein Naturprodukt und enthalten daher nur reines Wasser. Pflanzen sind wie Fabriken, die Rohstoffe produzieren. Mittels Wasser nehmen sie Mineralien auf und verwenden sie oder geben sie wieder ab. Die Pflanze nimmt nur reines Wasser auf. Sie haben immer irgendwelche Rohstoffe in Arbeit und dazu gehört mineralstoffreiches Wasser, jedoch ist seine Menge zu jeder Zeit nur gering. Wasser in Früchten und Gemüsen ist absolut rein.

Menschen trinken Wasser, weil sie sich **unnatürlich ernähren,** daß heißt sie essen:

A. Lebensmittel, die nicht genügend Wasser enthalten;

B. Salz, Gewürze und Würzmischungen;

C. Gekochte Speisen, bei denen das natürlich vorhandene Wasser herausgekocht worden ist, und deshalb braucht der Körper zusätzliches Wasser

1. um den Verlust auszugleichen und

2. um zu helfen, die anorganischen Mineralien aus den Kochprozessen in Lösung zu halten.

Dieses zusätzliche Wasser wird bei gekochter Nahrung weiterhin deshalb benötigt, um unwillkommene Substanzen in der Schwebe zu halten. Anderenfalls können solche in Zellen eindringen, sie irritieren oder sogar abtöten.

Wenn unsere Ernährungsweise zu einer natürlichen übergeht, wird der Bedarf an Wasser drastisch reduziert, meistens sogar auf Null. Daß die Menschen von Natur aus keine wassertrinkenden Lebewesen sind, wird schon dadurch belegt, daß wir keine spezielle Ausstattung dafür haben, wie sie die Tiere besitzen. Wenn wir also keine wassertrinkenden Lebewesen sind, wie kann es dann richtig sein, daß wir zum Erhalt unserer Gesundheit nicht nur Extra-Wasser brauchen, sondern sogar mineralhaltiges Wasser?

Durst zeigt uns den Wasserbedarf an. Jedoch für reines Wasser, nicht für chemische Cocktails.

Die Rolle des Wassers im Körper

Das Bedürfnis des Körpers für Wasser und sein Bedürfnis für Nahrung sind zwei völlig verschiedene Dinge. Die Bestandteile von Lebensmitteln - wie Fette, Eiweiß, Stärke - werden durch die Verdauung aufgeschlossen und in Substanzen verwandelt, die der Organismus zum Aufbau seiner verschiedenen Zellgewebe und Strukturen benötigt. Wasser wird weder aufgeschlossen noch verdaut. Wenn es der Fall sein würde, so wären seine beiden einzigen Bestandteile, auf die es reduziert werden könnte, Wasserstoff und Sauerstoff. Beide Substanzen werden aber nicht im Verdauungssystem benötigt. Daher wird Wasser vom Körper so aufgenommmen und verwendet, wie es ist. Seine wichtigste Rolle ist die eines Transportmittels oder als Mittel, das den Lebensprozeß weiterführt. Es transportiert, indem es Nährstoffe und Abfälle in der Schwebe und in Lösung hält. Alle Bewegungen des Wassers innerhalb des Körpers stehen unter der ständigen Kontrolle des Körpers. Seine Zirkulation wird von den Bedürfnissen des Körpers bestimmt. Wasser ist in jedem einzelnen Körperteil vorhanden. Auch hier wieder werden die Abläufe durch den Körpermechanismus kontrolliert. Die funktionelle Kraft des Wassers wird allein durch seine Lösefähigkeit bestimmt. Wenn Wasser bereits mit Mineralien gesättigt ist, kann es dem Körper nicht mehr so gut dienen, denn es ist nicht mehr so gut in der Lage, Nährstoffe zu transportieren. Es kann Körperabfälle schlechter auflösen und ausscheiden. Wenn wir Durst haben, und verunreinigtes Wasser zum Löschen des Durstes trinken, so muß es unser Körper erst einmal reinigen, ehe es seinen vorgesehenen Zwecken dienen kann. Dieser Reinigungsprozeß verursacht einen großen zusätzlichen Aufwand. Die aus dem Wasser entfernten Verunreinigungen und Mineralien tragen zur Verstopfung und Vergiftung des Körpers bei, weil sie nicht sofort wieder ausgeschieden werden können.

Wenn der Hauptzweck des Wassers der Tranport von Nährstoffen und Abfällen ist, wie kann man dann sagen, daß dieser Transport besser von Wasser durchgeführt werden kann, das schon »beladen« ist?
Was hat die höchste Löse- und Transportkraft? Wasser, das bereits mit Mineralien gesättigt ist, oder reines Wassser? Kann Wasser, das so mit Mineralstoffen gesättigt ist, daß es weder Seifenschaum bildet noch Wäsche reinigt, ein gutes Transportmittel sein? Tatsache ist, daß je mehr Wasser gesättigt ist, desto weniger ist es geeignet, den Transportbedürfnissen des Körpers zu dienen. Andererseits ergibt sich, daß je reiner das Wasser ist, desto mehr kann es transportieren. In seiner reinen Form kann es dem Körper also besser dienen.

Menschen können keine anorganischen Mineralien verwenden

Die Befürworter mineralisierten Wassers müssen viele Hürden bewältigen, um ihre Behauptung zu unterstützen, daß der Körper dieses Wasser braucht. Erstens müssen sie beweisen, daß der Körper die in solchem Wasser enthaltenen Mineralien überhaupt verwerten kann.

Es ist richtig, daß wir Menschen viele von den in der Erde befindlichen Mineralstoffen benötigen, und daß diese von Wasser in Lösung aufgenommen werden. Aber diese Mineralien sind anorganisch und nutzlos als Teil der Ernährung. Zum Beispiel wird Eisen vom menschlichen Körper unbedingt benötigt. Es wird aufgenommen, wenn wir es in organischer Form über lebende Pflanzenkost erhalten. Aber Eisen in anorganischer Form wirkt wie ein Gift. Jod ist als Teil einer lebenden Pflanze ein unentbehrliches Mineral, aber in anorganischer Form trägt es das Zeichen des Totenschädels mit gekreuzten Knochen. Und dies gilt eigentlich für alle anorganischen Mineralien. Das Meer ist eine Fundgrube für alle Mineralien, die wir brauchen . Meerwasser ist für Menschen jedoch schädlich . Auch findet man in hartem Wasser viele Mineralien, die der Körper in keiner Weise verwerten kann. Unter keinen Umständen kann der Körper z. B. Gips gebrauchen. Gips ist eine faulig schmeckende Verbindung von Kalzium und Schwefel, wie sie so oft in vielen Wasservorkommen zu finden ist. Die Geschmacksnerven sträuben sich dagegen. Sogar die Befürworter von hartem Wasser sind nicht bereit, diese faulig schmeckende Lösung zu trinken!

Zweitens werden die Verfechter mineralhaltigen Wassers mit dem Problem konfrontiert, daß die meisten Wassersorten nur eine beschränkte Auswahl verschiedener Mineralien enthalten, und dies ist von Gegend zu Gegend unterschiedlich. Wenn der Körper seinen Bedarf an Mineralien aus dem Wasser deckt, dann müßte er offensichtlich einen Mangel an all den Mineralien haben, die das jeweilige Wasser nicht enthält. Ich möchte nochmals erwähnen, daß nur Meerwasser sämtliche Mineralstoffe enthält.

Drittens, wie erklären Sie die Tatsache, daß Millionen von Amerikanern und Franzosen destilliertes Wasser trinken, weil ihr Leitungswasser so schlecht ist, daß sie es nicht trinken können? Augenscheinlich leiden diese Menschen dadurch trotzdem nicht an einem Mangel an Mineralien.

Viertens lassen die Befürworter von mineralhaltigem Wasser die Existenz von Lebewesen im Dunkeln, die überhaupt kein Wasser trinken. Gorillas, aber auch viele Menschen trinken überhaupt kein Wasser, denn ihre Nahrung enthält ausreichend Wasser. Wenn die Nahrung nicht alle Mineralstoffbedürfnisse decken würde, hätten sie einen krankmachenden Mineralstoffmangel. Wie jeder Biologe weiß, sind diese Lebewesen die Gesündesten! Ein Durchschnitts-Gorilla wiegt dreimal so viel wie ein Mensch und hat 30mal soviel Kraft wie dieser!

Wenn also große Bevölkerungsteile und viele andere Lebewesen ohne mineralhaltiges Wasser leben können, so kann man daraus folgern, daß keine biologische Notwendigkeit für dieses Wasser besteht. Die Mineralien sind in diesem Wasser nicht nur überflüssig, sondern darüberhinaus schädlich. Was der Körper nicht verwenden kann, muß er wieder loswerden, damit er seine Reinheit erhält.

Mineralhaltiges Wasser ist die Ursache von Krankheiten

Was passiert nun mit den anorganischen Mineralstoffen, die der Körper aufgenommen hat, aber nicht verwenden kann? Die Sezierung von Leichen hat gezeigt, daß Ablagerungen von Mineralien und Abfallstoffen in den Arterien, Venen, Herz, Leber, Nieren, Gelenken, Gehirn, also im gesamten Körper vorhanden sind. Diese Ablagerungen sind das Ergebnis davon, daß wir fortlaufvend tierische Nahrungsmittel, gekochte Nahrung und zusätzlich verunreinigtes, mineralisiertes Wasser zu uns genommen haben. Diese Stoffe werden im Körper abgelagert. Er war nicht in der Lage, sie auszuscheiden - der Körper wurde von ihnen überwältigt.

Auch **weiches Wasser** – insbesondere stark chemikalisiertes Wasser, das aus dem meisten Wasserhähnen kommt – enthält Mineralien und Verunreinigungen in mehr oder weniger großem Maße. Wird dieses Wasser getrunken, so werden auch diese Verunreinigungen nicht vollständig aus dem Körper ausgeschieden. Ablagerungen erfolgen an solchen Stellen im Körper, wo sie vorerst am wenigsten schaden. Aber nach und nach bauen sie sich auf, genau wie in einem Wasserkessel. Und während sie wachsen, behindern sie die Lebensaktivitäten. Die Vitalität verringert sich. Mit der allmählichen Verknöcherung der Membranen und Organe schwindet langsam das Leben, und die Funktionen reduzieren sich. Solche verminderten Funktionsfähigkeiten zeigen sich in Krankheiten wie Arthritis, Nierensteine, Arterienverkalkung, Gallensteine, Nierenentzündung, Herzbeschwerden, Senilität, Verknöcherung oder Verkalkung des Gehirns. Wird die Ursache für die Verkalkung gestoppt, können die Ablagerungen aus dem Körper wieder entfernt werden, indem der Prozeß umgedreht wird. Das Mittel ist einfach und natürlich. Genauso wie die meisten dieser Ablagerungen aus dem Wasser kommen, genauso können sie durch Wasser, und zwar durch reines Wasser, wieder gelöst und aus dem Körper herausgeschwemmt werden. Mit Mineralstoffen angereichertes Wasser hat weniger die Möglichkeit, diese Mineralien aus dem Körper herauszuschwemmen. Wenn wir für mehrere Tage oder

Wochen nichts anderes als reines Wasser zu uns nehmen (am besten unter Aufsicht eines Fastenspezialisten, wenn mehr als 1 Woche gefastet wird) und alle Aktivitäten außer dem Notwendigsten einschränken, d. h. wenn wir uns einer gründlichen Fastenkur unterziehen, wird der Körper damit beginnen, alle angehäuften Abfallstoffe langsam auszuscheiden. Dabei ist reines Wasser das am besten geeignete Lösemittel, wodurch sie relativ leicht und schnell ausgeschieden werden.

Mineralhaltiges (hartes) – nicht weiches – Wasser führt zu Herzanfällen

Das Argument, daß weiches Wasser Herzanfälle verursacht, ist absurd. Genau das Gegenteil ist der Fall. Selbst wenn wir hartes Wasser trinken, werden die Zellen die Mineralstoffe zurückweisen und nur Wasser in reiner Form verwenden. Die Mineralien werden durch unsere Ausscheidungsorgane abgeführt, soweit der Körper die Lebenskraft hat, dies auch zu tun. Seine Vitalität ist aber oft durch falsche Lebensgewohnheiten reduziert. Das tritt besonders dann ein, wenn große Mengen anorganischer Mineralien, die sich im Wasser und in gekochter Nahrung befinden, aufgenommen werden. Dann können die Ausscheidungsorgane ihre Aufgabe nicht mehr voll bewältigen. Diese anorganischen Mineralien, die nicht ausgeschieden werden, verbinden sich mit Cholesterin und bilden Ablagerungen im Kreislaufsystem. Das ist eine der Hauptursachen für Probleme des Herzens und der Herzkranzgefäße. Der krankmachende Charakter der anorganischen Mineralstoffe im menschlichen Körper ist leicht zu demonstrieren. Stellen Sie die Anzahl Ihrer weißen Blutkörperchen fest, nachdem Sie ca. 6 Stunden vorher weder Nahrung noch Wasser zu sich genommen haben. Die Zahl sollte etwa 6000 pro Milliliter betragen. Dann trinken Sie eine gute Portion mineralhaltiges Wasser. Die Zahl der weißen Blutkörperchen wird auf das Doppelte und oft noch viel höher hinaufschnellen! Das Gleiche geschieht, wenn Sie gekochte Nahrungsmittel essen. Das Trinken reinen Wassers und der Verzehr roher Früchte wird dieses Ergebnis nicht hervorrufen. Man nennt diese Erscheinung Leukozytose, und das ist ein Anzeichen der krankmachenden Eigenschaften von mineraltigem Wasser. - Das wirft ein helles Licht auf die Rolle von mineralhaltigem Wasser bei der Verursachung von Krankheitszuständen.

Es ist festgestellt worden, daß in Städten, die hartes Wasser in ihren Leitungen haben, gegenüber solchen, die weiches Wasser liefern, bei ihren Einwohnern weniger Todesfälle durch Herz- und Kreislaufkrankheiten aufzuweisen haben. Wenigstens war dies das Ergebnis bei der einzigen Studie, die für diesen Zweck jemals durchgeführt wurde. Zwei Städte in England waren das Objekt dieser Untersuchung. Viel Aufheben wurde aus der Differenz gemacht. Aber um was für eine Differenz handelt es sich? Wenn 42 % der Bevölkerung einer Stadt an Herzkrankheiten stirbt, die hartes Wasser trinken, und 42,6 % an den gleichen Krankheiten in einer Stadt sterben, die weiches Wasser trinken, wo liegt da die Bedeutung? Können wir daraus schließen, daß die Ursache am weichen Wasser liegt? Die gleiche Studie berichtete, daß die Stadt mit weichem Wasser mehr Blei in ihrem Wasser enthielt, als die Stadt mit hartem Wasser. Mit anderen Worten, die Stadt mit weichem Wasser hatte auch kein reines Wasser. Wenn die Stadt mit weichem Wasser wirklich reines Wasser gehabt hätte, dann hätte es vielleicht eine bessere Vergleichsmöglichkeit gegeben.

Etwa 55 % der Menschen sterben an Herzkrankheiten - unabhängig von der Wasserversorgung. In manchen Gegenden sind Herzkrankheiten häufiger als in anderen. Aber es ist festgestellt worden, daß Herzkrankheiten am wenigsten bei den Menschen vorkommen, die überhaupt kein Wasser trinken!

Mineralhaltiges Wasser enthält unterschiedliche Mengen an Mineralstoffen

Als Vertreter des reines Wassers erklären wir, daß unser Körper die Mineralien, die in mineralhaltigem Wasser vorhanden sind, weder benötigt noch verwenden kann. Wir sagen weiter, daß wir alle benötigten Mineralstoffe aus unserer Nahrung beziehen können. Natürlich unternehmen wir die notwendigen Schritte, um sicherzugehen, daß wir keinen Mangel an irgenwelchen Stoffen leiden, die gebraucht werden. Wir essen Orangen, Bananen, Blaubeeren, Walnüsse und Sellerie. Wir meinen, wir können gut und gesund von den Produkten aus unseren eigenen Gärten leben, aber viele von uns möchten sich noch weiter absichern und eine Vielfalt an Lebensmitteln zu sich nehmen, die auf verschiedenen Erdböden gewachsen sind. Man kann dadurch noch besser sicherstellen, daß Bodenmängel keinen Mangel an dem einen oder anderen Mineral verursacht. Was machen aber die Befürworter von mineralhaltigem Wassers? Sie sagen uns, daß unser Körper die Mineralien benötigt, die sich im Wasser befinden. Wenn dies wahr wäre, und wenn wir wissen, daß kein Wasser außer Meerwasser die volle Palette aller benötigten Mineralien enthält, wie wollen sie sicherstellen, daß sie alle Mineralstoffe bekommen, die ihr Körper braucht?

Es ist eine Tatsache, daß die meisten Wasservorräte nur

eine begrenzte Anzahl verschiedener Mineralien enthalten. Verlassen sich diese Leute auf eine solch »unausgewogene Kost«, um ihren Bedarf zu decken? Wenn sie es täten, so würden sie mit Sicherheit Mangelkrankheiten bekommen! Oder holen sie sich Wasser aus den verschiedensten Teilen des Landes? Wenn nicht, was meinen sie dann mit ihrer Feststellung, daß unser Körper die Mineralien braucht, die im Trinkwasser sind? Welches Mineral aus welchem Wasser und wieviel? Augenscheinlich ist eine solche Behauptung doch sehr vage.

Ist Erde nahrhaft?

Wenn anorganische Mineralien, wie sie in hartem Wasser enthalten sind, von unserem Körper verwertet werden könnten, wäre es genau so gut, diese direkt aus dem Erdboden zu nehmen oder in Pulverform zu beziehen. Eine gute Quelle wären Ablagerungen aus dem Wasserkessel. Der Kessel hatte ursprünglich ein glattes, glänzendes Inneres, aber nachdem eine Zeitlang Wasser darin gekocht worden ist, finden wir Ablagerungen von Mineralien auf dem Boden und an den Seiten. Woher sind diese gekommen? Vom Wasser natürlich! Diese Ablagerungen bestehen aus den gleichen Mineralien, von denen die Verfechter des mineralhaltigen Wassers versichern, daß wir sie benötigen.Scheint Ihnen dieses Material bekömmlich und nahrhaft zu sein? Oder wie steht es mit Eisen? Wenn Sie einige Pfund Nägel in Ihren Brunnen werfen, so würden Sie rostiges Wasser erhalten, das dann »reich an Eisen« wäre. Aber handelt es sich hier um Eisen, das der Körper verwenden kann? Oder ist es nicht besser, Eisen aufzunehmen, das zum Beispiel im Spinat vorkommt? Tatsächlich gibt es Herstellerfirmen, die Kapital aus diesem absurden Glauben schlagen und pulverisiertes Eisen in Tabletten pressen und diese dann mit dem Hinweis verkaufen, daß sie Ihr Blut aufbauen.

Meine Meinung, die reines Wasser vertritt, sagt aus, daß alle Mineralstoffe, die aus anderen Quellen als von lebenden Pflanzen kommen, für den Körper nutzlos sind. In Wirklichkeit müssen solche den Schadstoffen zugerechnet werden. Dies umfaßt sowohl die Mineralien aus dem Erdreich oder aus dem Wasser oder aus der Apotheke, wo sie als Mineraltabletten verkauft werden.

Reines Wasser kontra mineralhaltiges Wasser

Die Behauptungen, daß mineralhaltiges Wasser stärkere Knochen und Zähne gibt, und daß reines Wasser Zahnverfall, Osteoporose usw. verursacht, ist ebenfalls unsinnig. Wir brauchen uns nur primitive Völker anzusehen, die kein Wasser trinken, aber mit einer natürlichen Ernährung leben, um zu finden, daß dies gesunde Menschen sind, die fast perfekte Zähne besitzen. Das Gleiche gilt für den Gorilla. Aber wenn wir den modernen Menschen betrachten, so stellen wir fest, daß ca. 15 % überhaupt keine Zähne mehr haben und 99 % sich mit Zahnproblemen herumschlagen müssen, egal ob sie nun weiches oder hartes Wasser trinken. Die schlechtesten Zähne findet man in den Gebieten, wo das Wasser besonders mineralhaltig ist. Menschen sind nicht in der Lage, Nährstoffe aus anorganischen Mineralien zu beziehen. Es dürfte schwerfallen, irgendwo mehr Kalkmangel in Knochen (Osteoporose) zu finden, als gerade in einigen Gegenden mit besonders stark mineralhaltigem Wasser. Das Argument, daß mineralhaltiges Wasser kräftige Zähne und Knochen gibt, ist nur ein Argument, das in der Phantasie von irgendwelchen Leuten entstanden ist und keine sachliche Grundlage besitzt.

Die Gesundheit der Hunzas hat nichts mit mineralhaltigem Wasser zu tun

Die Behauptung, daß die Hunzas ihre prächtige Gesundheit mineralhaltigem Wasser verdanken, das aus den Gletschern fließt, ist ebenfalls nicht richtig.

Erstens kann Gletscherwasser nicht viele Mineralstoffe aufnehmen, während es einige Minuten bis zu einer Stunde einen Bergabhang herunterfließt. Natürlich ist das Wasser schaumig, aber reines Wasser in die Luft gesprüht nimmt ebenfalls genug Luft auf, um schaumig zu werden. Die Hunzas sind gesund **trotz** des mineralhaltigen Wassers, nicht durch ihr Wasser. Sie essen vollwertige Lebensmittel. Sie schlafen und ruhen ausreichend. Dazu haben sie unendlich viel frische Luft, und sie bewegen sich laufend. Sie haben keine verunreinigte Luft, keine minderwertigen Nahrungsmittel usw. Die Hunzas verdanken ihre Gesundheit ihrer gesunden Lebensweise, nicht dem Wasser.

Gibt es »lebendes« Wasser?

Vertreter des mineralisierten Wassers sagen, daß reines Wasser **totes** Wasser wäre. Wenn es nun so etwas wie »totes« Wasser gäbe, dann müßte es auch »lebendes« Wasser geben. Wir sprechen von toten Körpern, toten Fischen und toten Bäumen, damit meinen wir, daß diese Dinge einmal lebendig waren, aber nun nicht mehr leben. Wir reden nicht von einem toten Stein, da dieser nie lebendig war. »Lebendigsein« und »Totsein« sind Eigenschaften einer selbständigen biologischen Wesensheit. Wasser ist keines von allem. Wasser mit Mineralien darin ist nicht »lebendig«. Es ist nur verunreinigt. Es ist wahr, daß Fische nicht in reinem Wasser leben können. Aber Fische können auch nicht in Wasser leben, das durch Kupferleitungen geflossen ist! Das in dem Wasser gelöste Kupfer macht es so giftig, daß Goldfische sterben, die in einem solchem Wasser gehalten werden! Aber nur die Tatsache, daß Fische nicht in reinem Wasser leben können, macht solches Wasser nicht unbrauchbar für andere Zwecke. Es gibt einen ziemlich großen Unterschied zwischen der Verwendung von Wasser als Lebensträger und der Verwendung von Wasser als Reinigungsmittel – ob zum Waschen von Wäsche oder zum Säubern des Körpers von Giftstoffen. Reines Wasser enthält keine Luft, und Fische können nicht ohne Luft leben. Ferner nehmen Fische ihre Nährstoffe aus ihrer Wasserumgebung auf. Wenn das Wasser absolut rein ist, enthält es logischerweise nichts für den Fisch. Fische leben in Flußwasser, das wir Menschen nicht trinken würden. Fische gedeihen in Meerwasser, das Menschen nicht ohne krankmachende Wirkung trinken können. Das Argument von »totem« Wasser basiert auf einer fehlerhaften Terminologie.

Wasser steuert nicht die Körperfunktionen

Das Argument der Vertreter mineralhaltigen Wassers, reines Wasser würde Mineralien aus dem Körper herauslösen, ist nicht sinnvoll. Es werden weit mehr Mineralien aus den Körpern von Hartwassertrinkern entfernt, als aus den Körpern von Reinwassertrinkern! Die Gründe sind folgende:

Der Körper scheidet regelmäßig Mineralstoffe aus. Er verwendet sie und scheidet sie dann aus, als eine Funktion des Stoffwechsels. Dieser Prozeß ist gleich, egal ob er in dem Körper eines Menschen abläuft, der mineralhaltiges oder reines Wasser trinkt. Aber wer mineralhaltiges Wasser zu sich nimmt, muß noch, ob er es wahrnimmt oder nicht, die anorganischen Mineralien zusätzlich ausscheiden. Nicht ausgeschiedene Mineralien, die der Körper nicht verwerten kann, werden als Schlacken in den Fettgeweben gelagert oder sie verbinden sich mit Harnsäure und Cholesterin und verstopfen das Körpersystem in der verschiedensten Art und Weise. Es stimmt, daß reines Wasser eine größere Lösekraft als mineralhaltiges Wasser besitzt, und daß es deshalb ein besseres Transportmittel für Abfallprodukte und auch für Nährstoffe ist. Meine Gegner können nun erklären, daß gerade diese größere Lösekraft tatsächlich dahingehend wirkt, daß die benötigten Mineralien in Lösung gebracht und herausgespült werden. Selbst wenn diese Behauptung wahr wäre, würde auch das mineralisierte Wasser fast die gleiche Wirkung haben, denn es hat ja noch ein gewisse Lösekraft, abhängig vom Grad der Mineralstoffsättigung. An welchem Punkt verliert nun mineralhaltiges Wasser seine Lösekraft überhaupt? (Sogar Meerwasser hat noch Lösekraft). Wenn mineralisiertes Wasser nicht noch eine gewisse Lösekraft besitzen würde, so würden die Trinker dieses Wasser nicht einmal mehr auf der Welt sein, um ihren Standpunkt vertreten zu können. Reines Wasser löst keine Mineralien aus dem Körper, aus dem einfachen Grund, weil der Körper - der lebende Organismus - die in ihm vorgehenden chemischen Absorptionsprozesse steuert. Die Aussage, daß Wasser Mineralien »auslaugt«, bedeutet, daß man dem Wasser eine Fähigkeit zuschreibt, die nur in lebendigen Organismen vorhanden ist. Der Körper ist der Meister. Wasser kann nicht bestimmen, was das Wasser selbst in den Körper hineinbringen will oder was nicht. Nun haben die Vertreter des mineralhaltigen Wassers mit einem schwierigen technischen Problem zu kämpfen. Wenn der Körper die Mineralien aus diesen Wasser tatsächlich verwenden würde, wie sie behaupten, dann müßte das Wasser nach Entnahme der Mineralien doch rein werden. Wird jetzt nun das reine Wasser nicht eine Gefahr für den Körper? Ein fürchterlicher Gedanke! Ich sage lieber nichts mehr weiter dazu!

Zusammenfassung

Somit wiederhole ich mein Plädoyer für reines Wasser im Gegensatz zu mineralisiertem Wasser für Trinkzwecke.

1. Der Körper erhält alle benötigten Mineralstoffe in organischer Form aus einer **gesunden Kost** bestehend aus Früchten, Salaten, Gemüse und Nüssen.

2. Der Körper kann unter keinen Umständen **anorganische Mineralstoffe** verwenden. Mineralisiertes Wasser muß vom Körper gereinigt werden, ehe er es verwenden kann. Dies belastet nicht nur die Lebenskräfte des Körpers, sondern die Rückstände der Mineralien müssen unter großen Anstrengungen wieder ausgeschieden werden, wobei aber einiges nicht ausgeschieden wird und im Körper verbleibt. Dieser Rest verbindet sich chemisch und physikalisch mit anderen Abfallstoffen des Körpers und verursacht Verhärtungen, Verkalkungen, Verkrustungen.

3. **Mineralisiertes Wasser ist Gift** für den Körper. Innerhalb von 30 Minuten bis zu 3 Stunden nach Aufnahme verursacht mineralisiertes Wasser eine Leukozytose (Vermehrung der weißen Blutkörperchen). Das ist die

erste Verteidigungslinie des Körpers gegen »Eindringlinge«. Mineralisiertes Wasser ist krankheitsfördernd, nicht gesundheitsfördernd.

4. Sie sollten möglichst gar kein Wasser trinken, höchsten in außergewöhnlichen Fällen. Ihre Kost sollte Ihre normalen Bedürfnisse an Wasser decken. Wenn es aber die Umstände erfordern, daß Sie trinken müssen, so trinken Sie nur reines Wasser. Das ist das Einzige, was der Körper verwenden kann. Belasten Sie Ihren Körper nicht mit mineralischen Wasser, das er erst reinigen muß.

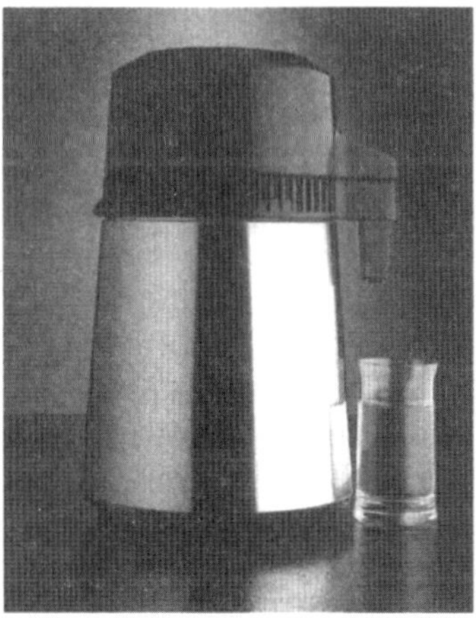

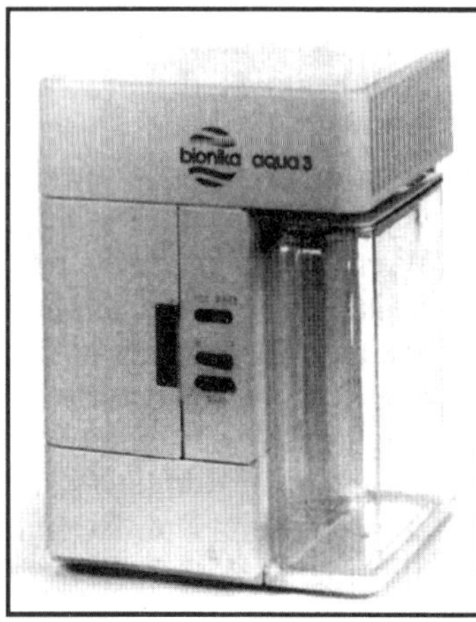

Wasser-Destilliergeräte*

*Lieferhinweise erhalten Sie vom Fit-fürs-Leben-Informationsdienst, Postfach 1261, 27718 Ritterhude.

Was ist reines Wasser ?

Ich habe bei der Kontroverse die Argumente für reines Wasser dargelegt und erläutert. Ich habe auch die Argumente der Gegenseite widerlegt. Ich hoffe sehr, lieber Leser, daß Sie von der Notwendigkeit, nur reines Wasser für die Bedürfnisse Ihres Körpers zu wählen, überzeugt worden sind. Wenn Sie nun reines Wasser verwenden wollen, werden Sie fragen, was ist überhaupt reines Wasser und woher kommt es? Reines Wasser ist heutzutage nur noch **dampfdestilliertes Wasser**. Es gibt zu viele Schmutzfaktoren in der Luft, als daß man **Regenwasser** noch als rein betrachten könnte.

Ein Regenschauer im Sommer, der auf eine raucherfüllte, dunstige Stadt hernieder geht, säubert immer die Luft, so daß die Schmutzstoffe der Luft irgendwo hingegangen sein müssen. Sogar im Winter wirkt der frisch gefallene Schnee wie ein Schwamm während seiner Reise auf die Erde. Wenn solcher Schnee geschmolzen ist, kann man feststellen, daß er ein richtiger chemischer Cocktail ist. Die Mengen an Verunreinigungen, die im Regenwasser gefunden werden, sind natürlich je nach der Örtlichkeit verschieden. In einer einsamen Wildnis gibt es noch Regenwasser, das in seiner Reinheit fast mit destilliertem Wasser verglichen werden kann. Es gibt große Gebiete in der Welt, wo die einzige Wasserversorgung außerhalb der Nahrung nur Regenwasser ist - beispielsweise auf den Bermudas und auf vielen Inseln im Ozean. Herzanfälle, Arthritis, zerfallene und verformte Zähne sind in diesen Gebieten selten. Mängel an Mineralstoffen sind fast unbekannt unter denen, die dieses Wasser trinken und einheimische Lebensmittel verzehren.

Dampfdestilliertes Wasser, das reiner als Tautropfen im Gebirge ist, hat eine bemerkenswerte absorbierende Kraft. Wir können seinen Wert ermessen, wenn wir es selbst destillieren und dann den Rückstand prüfen. Dieser enthält alle möglichen Rückstände und wir können froh sein, daß solcher Schmutz seinen Weg nicht in unseren Körper genommen hat. Reines Wasser ist somit dampfdestilliertes Wasser. Es kann durch den Einsatz von **Heimdestilliergeräten** gewonnen werden oder, es kann in Flaschen, Plastikbehältern und dergleichen in Gesundheitsläden und Supermärkten gekauft werden (in Amerika und Frankreich möglich, aber noch nicht in Deutschland. Hier empfiehlt sich die Hausdestillation oder der Einkauf von mineral armen Wasser. Bezugsquellen erhalten Sie über den Fit-fürs-Leben-Informationsdienst, Postfach 1261, 27718 Ritterhude.

Das meiste Trinkwasser ist verunreinigt

Obwohl die Menschen von Natur aus keine Wassertrinker sind, ist der Mensch von heute ein richtiges Trinkwesen! Er trinkt sowohl zum Genuß als auch zum Löschen seines Durstes. Was trinkt er nun? Was die Menschen trinken und was sie als Wasser betrachten, ist für den menschlichen Verzehr eigentlich gar nicht geeignet. Es trägt zu vielen Krankheiten und einem vorzeitigen Tod bei!

Das meiste Trinkwasser ist mehr oder weniger vergiftet! Es enthält Chloride, Natriumfluoride, Aluminiumkaliumsulfat (=Alaun), Schwefelsäure, Soda-Asche, Kalk usw. Die Chemikalien, die verwendet werden, um unser Wasser zu »reinigen«, sind oft gefährlicher als die Bakterien, die sie eigentlich ausschalten sollen. Sogar unbehandeltes Wasser kann genau so ungesund sein, denn es gibt praktisch kein natürliches Wasser, das nicht irgendwelche Mineralstoffe in Lösung oder als Schwebestoffe enthält. Quell- und Brunnenwasser nehmen während ihrer unterirdischen Reise Mineralien auf; Regenwasser nimmt Schmutzpartikel während seiner Passage durch die Atmosphäre auf; Flußwasser enthält Mineralien und all den Schmutz, den es in Form von Fabrikabfällen, Klärschlamm, landwirtschaftlichen Chemikalien (Rückstände von Schädlingsbekämpfungs- und Düngemitteln usw.) bekommt.

Meerwasser ist gesättigt mit einer Palette von Mineralien, die vom Menschen benötigt werden und noch viel mehr dazu! Aber leider sind diese alle anorganisch. Da der Körper aber keine anorganischen Mineralien verwenden kann, ist das Meerwasser für uns giftig! Sogar Schulkinder wissen, daß Seeleute eher an Durst sterben, als daß sie den Tod durch Vergiftung mit Meerwasser erleiden wollen. Regenwasser, Brunnenwasser, Quellwasser und Flußwasser töten zwar nicht sofort, wie es Meerwasser tut, aber ihre subtile Bedrohung für unsere Gesundheit steht in direktem Verhältnis zu der Menge der Mineralien und Gifte, die in ihnen enthalten sind. Alle, die solches Wasser trinken, erhöhen damit die Last der schon vorhandenen anorganischen Mineralien aus fabrikatorisch hergestellter Kost, »angereicherten« Lebensmitteln und solcher Nahrung, wo die organischen Mineralstoffe durch Kochen, Braten, Grillen, sonstige Verarbeitung oder Trennprozesse in anorganische Mineralien verwandelt worden sind.

Ursprünglich waren die Menschen keine trinkenden Lebewesen. Im Idealfall sollte unser Wasserbedarf durch eine richtige Ernährung mit in rohem Zustand gegessenen -

möglichst wasserhaltigen - Früchten, Salaten und Gemüse gedeckt werden. Außer in besonderen Umständen, wie zum Beispiel in einer Wüste, bei schwerer Arbeit, Fasten usw., wird der Mensch bei richtiger Kost gar keinen Durst haben. Wenn jedoch diese Kost auf Grund außergewöhnlicher Umstände mit Wasser ergänzt werden muß, dann sollte nur wirklich reines Wasser genommen werden, das heißt dampfdestilliertes Wasser. Ich trinke Wasser nur dann, wenn ich faste. Es gibt wenige Situationen, wie z. B. wenn ich lange und hart bei einer Temperatur von 35 - 40° Celsius arbeite, daß ich Durst bekomme und trinke. Ich decke meinen Bedarf an Wasser aus den wasserreichen Lebensmitteln, die ich esse. Wenn ich Wasser trinke, dann nur dampfdestilliertes Wasser! Obwohl Wassertrinken in den meisten Fällen nur das Ergebnis falscher Eßgewohnheiten ist (gekochte Lebensmittel, Salz, Gewürze usw.), sollte darauf hingewiesen werden, daß der Durst, egal wann oder wodurch er auftritt, immer gestillt werden muß. Auf jeden Fall trinken Sie aber nur dann, wenn der Körper durch Durst anzeigt, daß er Wasser braucht. Und wenn Sie trinken, dann trinken Sie nur eine Sorte Wasser, nämlich dampfdestilliertes Wasser! Halten Sie Ihren Körper rein! Trinken Sie nur reines Wasser, wenn Sie trinken müssen. Bemühen Sie sich, wasserhaltige natürliche Kost zu essen. Das ist die beste Quelle für sauberes Wasser!

Fluoridierung von Wasser

Mein Standpunkt bezüglich der Fluoridierung von Wasser ist, daß diese Praxis eine Irreführung darstellt, die von keinerlei Nutzen für die Menschheit ist. Ich kann beweisen, daß die Zufügung von Fluoriden zu Wasser schädliche Auswirkungen für die Menschen hat. Gibt es Leser, die nicht wissen, daß Aluminium- und Chemie-Fabriken zusammen mit der Zuckerindustrie die Beimischung von Fluoriden zu ihrem Vorteil gefördert haben?

Weiß auch nur ein Leser nicht, daß Natriumfluorid und Fluoridverbindungen tödliche Gifte sein können? Glauben Sie, daß diese für die Gesundheit förderlich sind oder die Zähne erhalten? In meinen Ausführungen will ich mich nicht darauf beschränken, nur diese Irreführung zu beweisen. Darüber gibt es schon Dutzende von Büchern. Ich will auf die physiologischen Aspekte eingehen.

Was mit dem Körper durch die Aufnahme von Fluoriden durch fluoridiertes Wasser, Zahnpasten und Fluoridtabletten geschieht, ist kaum oder nur unwesentlich beleuchtet worden. Wenige Menschen wissen hiervon etwas, leider auch die meisten Vertreter der medizinischen und zahnärztlichen Berufe nicht.

Folgendes müssen Sie über Fluoride wissen:

1. Die **Gesundheit** des Körpers und die Gesundheit der Zähne sind ein und dasselbe, das heißt, sie sind unzertrennlich und das, was das eine schädigt, beeinträchtigt auch das andere. Das bedeutet somit, daß der menschliche Körper eine organische Einheit ist, ein komplettes funktionelles System mit seinen 125 Billionen Zellen.

2. Gesundheit, von der gesunde Zähne ein Teil sind, ergibt sich nur durch eine **gesunde Lebensweise**. Krankheiten entstehen nur, wenn wir deren Ursachen setzen.

3. Die Gründe für eine schlechte Gesundheit sind die gleichen wie für schlechte Zähne. Wir müssen nur alle **ungesunden Verhaltensweisen** einstellen und die richtigen anwenden.

4. Der Mensch ist **kein wassertrinkendes Wesen**, sondern gehört zur Klasse der Früchteesser, die im Laufe von Millionen von Jahren an eine Ernährung angepaßt sind, die einen hohen Wassergehalt hat.

5. Alle **Argumente für Natriumfluorid** als Mittel für die Gesundheit sind absurd. Menschen können nicht durch Giftstoffe gesund werden.

6. Es gibt wirklich nichts in dieser Welt, was den **Zahnverfall** verhindern kann, solange die Ursachen dafür nicht beseitigt werden. Sie können nicht erwarten, daß jemand nüchtern bleibt, wenn er weiter Alkohol trinkt.

7. Die Aufnahme von fluoridhaltigem Wasser und Mitteln ist eine **krankmachende Praxis**. Alle Mineralien, gleich welcher Art, sind in anorganischem Zustand schädlich für den Organismus, egal wie viel oder wie wenig.

8. Fluorid ist **kein notwendiger Bestandteil** von gesunden Zähnen und Knochen. Bei vielen gesunden Menschen können Spuren von Fluoriden in ihrem Körper nachgewiesen werden. Diese wurden aber als Teil von organischen Substanzen aufgenommen. Aber genauso viele gesunde Menschen haben überhaupt keine Fluoridspuren in ihren Zähnen und Knochen.

9. Der Körper kann **keine anorganischen Substanzen** verdauen, aufnehmen oder verwerten. Ausnahme sind nur Sauerstoff, Wasser und Sonnenschein. Alles andere ist Gift.

10. Alle Mineralien, die der Körper benötigt wie z.B. Kalzium, Phosphor, Magnesium, Arsen usw. sind Gifte, wenn sie dem Körper in anorganischem Zustand zugeführt werden. Sie haben nur dann lebenserhaltenden Wert, wenn sie dem Körper in **organischer Form** als Pflanzennahrung gegeben werden. Es gibt Bücher, die diese Thesen unterstützen. (*»Nutrition and Physical Degeneration«* verfaßt von *Dr. Weston A. Price*, sowie *Albert von Haller »Gefährdete Menschheit«*)

Diese Bücher enthalten viele Fotografien, die zeigen, daß gute Zähne das Ergebnis einer richtigen Ernährung und einer natürlichen Lebensweise sind. Schlechte Zähne resultieren aus einer falschen Ernährung und falscher Ernährungsgewohnheiten. *Dr. Price* liefert ausreichend Beweise, daß die Ernährung der westlichen Welt zu Krankheiten führt und Hauptgrund für eine schlechte Gesundheit und schlechte Zähne darstellt. *Dr. Price* reiste durch die ganze Welt, zu jedem Kontinent und zu Hunderten von Inseln. Er verglich Volksgruppen, die von ihrer natürlichen Kost leben, mit solchen Menschen, die zu der sogenannten Zivilisationsernährung übergegangen sind. Eine solche Ernährungsweise enthält viel raffinierten Zucker, weißes Mehl, Salz, tierische Fette, Fleisch usw. Bei Eingeborenen, die niemals ihre Zähne geputzt haben und die nie etwas von einem Zahnarzt gehört oder gesehen haben, fand er etwa 98% der Zähne ohne Löcher vor. Bei Menschen, die Zivilisationskost zu sich nahmen, fand er kaum eine normale Kiefer- oder Zahnentwicklung. Genau wie bei fast 98 % der

Amerikaner und Europäer, die Zahnlöcher und Kieferabnormitäten aufweisen, fand er die gleichen Befunde bei den Eingeborenen, wenn sie Zivilisationskost übernommen hatten. Zahnkaries war dann auch unter ihnen verbreitet.

These Nr. 1 wird schmerzlich klar, wenn man das Buch studiert. Das heißt also, daß jeder, der keiner gesunden Lebensweise nachgeht, durch Krankheiten, schlechte Entwicklung des Körpers und einen vorzeitigen Tod dafür bezahlen muß. Keine noch so teuren Medikamente, Natriumfluoride oder sonstige chemische Stoffe können eine falsche Lebensweise ausgleichen. Natriumfluorid und andere chemische Stoffe sind Mittel, die unsere Gesundheit und unser Leben bedrohen. Sie geben dem Körper keinerlei Kraft zu Wiederherstellung der Gesundheit oder für ein langes Leben. Vielleicht haben Sie von Berichten gehört, die von vielen krebserregenden Substanzen berichteten, die in städtischen Wasserversorgungen bei einer Untersuchung in 80 Städten in USA gefunden wurden. New Orleans alleine hatte 66 verschiedene Chemikalien in seinem Wasser. Nicht erwähnt wurden die Fluoridverbindungen in den Wasservorräten, welche genauso krebserregend sind. In Amerika und in den meisten europäischen Ländern steht Krebs an zweiter Stelle in der Todesstatistik. Wenn die Dinge so weitergehen wie bisher, wird jeder dritte Mensch an Krebs sterben. Auch Ihre Chancen stehen schlecht, wenn Sie nicht anfangen, krankmachende Einflüsse und Substanzen von Ihren Leben fernzuhalten.

Nun werden Sie fragen: **Was verursacht Krebs?**

Die Antwort:
Alles, was Sie Ihrem Körper geben! - ausgenommen natürlich Lebensmittel! - kann Krebs verursachen! Alles, was Ihr Körper nicht als wirkliche Nährstoffe verwenden kann, kann eine mögliche Ursache von Krebs sein. Darüber hinaus können selbst bei richtiger Ernährung lebensbedingt Einflüsse zu Krebs führen, wie z. B. Streß und Gefühlsbelastungen. Hierdurch werden Stoffwechselaktivitäten beeinträchtigt. Bei längerem Andauern und genügender Intensität solcher Einflüsse können auch diese Krebs verursachen. Versuchen wir, den Krankheitsstufen, die zu Krebs führen, nachzugehen.

Es kann gesagt werden, daß Krebs eigentlich schon mit der ersten Erkältung beginnt. Die erste Stufe von Krebs beginnt mit der Vergiftung des Blutes. Aufgrund einer Körperschwäche und der sich daraus ergebenden Unfähigkeit des Körpers, giftige Abfallprodukte des Stoffwechsels auszuscheiden, oder weil er die vielen zusätzlich zugeführten Gifte, wie Medikamente, Koffein, Nikotin usw. nicht rechtzeitig ausscheiden kann - oder durch beides - kommt der Körper in einen Vergiftungszustand. Wenn giftige Substanzen, die eingenommen worden sind, oder vom Körper selbsthergestellt wurden, sich ansammeln, führen sie zu einer Vergiftungskrise. Der Körper wird in seinen Funktionen beeinträchtigt. Seine Kräfte werden bei der Aufgabe benötigt, die Giftansammlungen auszuscheiden.

Erkältung ist z. B. schon eine solche Krise. Grippe, Lungenentzündung usw. sind andere solcher Krisen. Die pathologischen Stadien, die schließlich in Krebs enden können, sind folgende:

1. **Schwächung des Körpers**. Die Ausscheidungsfähigkeit wird verringert, so daß sich giftige Stoffwechselprodukte ansammeln. Die Einnahme von Medikamenten über den Mund oder durch Spritzen kommen meistens noch hinzu und können zu einer Krise führen wie...
2. **Toxämie*** oder Vergiftungen. Daraus ergeben sich ...
3. **Reizungen**, die sich bemerkbar machen können durch Kribbeln, Jucken, Hyperaktivität, Nervosität, Unbehagen, Zusammenzucken, Kratzbürstigkeit usw. Wenn diese Ursachen ständig vorhanden sind, wird die nächste Stufe erreicht ...
4. **Entzündungen**. Der Körper benötigt seinen verbleibenden Rest an Vitalität und Energie in der Entzündung zur Selbstreinigung. Wenn die schädlichen Einflüsse bestehen bleiben, stirbt das entzündete Gewebe ab und so entstehen ...
5. **Geschwüre**. Sie sind in der westlichen Welt sehr verbreitet, ob Sie es bemerken oder nicht. Viele unserer unklaren Wehwehchen und Schmerzen werden durch solche Krankheitszustände verursacht. Der Körper versucht immer, sich selbst zu heilen und Geschwulstgewebe zu reparieren mit einem Prozeß, der bekannt ist als ...
6. **Fibrosis** (Entwicklung übermäßigen Fasergewebes), Verhärtung oder Narbenbildung. Dies ist aber noch nicht das Ende. Mit einer natürlichen Lebensweise haben wir Einfluß auf unseren Körper, denn in diesem Stadium ist die Weiterentwicklung der Krankheitszustände noch rückgängig zu machen. Es verbleiben nur Narbengewebe und eine Schwächung als Ergebnis. Aber wenn wir weiter die gleichen krankmachenden Gewohnheiten beibehalten, zu denen auch die Aufnah-

* siehe Dr. John H. Tilden »Mit Toxämie fangen alle Krankheiten an«

me von Natriumfluorid zählt, dann treten wir in die letzte Phase der Krankheitsentwicklung ein. Diese nennt man dann ...

7) **Krebs**, eine Art von Wucherung. Das ist die Phase, in der das Narbengewebe aufhört, unter der Kontrolle des Gehirns und des genetischen Codes zu stehen. Es zieht Nährstoffe aus dem Blut heran und wächst wild darauf los, ohne Sinn und Zweck. Das ist das Endstadium des Lebens in den meisten Fällen, zumindest bei orthodoxen Behandlungen. Tumore sind noch nicht Krebs, denn sie stellen eine Phase dar, wo noch eine Änderung der Lebensweise eine Korrektur ermöglicht. Fasten versetzt den Körper meistens in die Lage, durch Autolyse die meisten Tumore innerhalb von Tagen oder Wochen zu überwältigen (Autolyse = Zerstörung von Körperzellen durch deren eigene Enzyme).

Ich wiederhole, alle Fluoridverbindungen sind krebserregend, genau wie alle anden anorganischen Substanzen unter der Sonne, die nicht in unseren Körper heineinkommen sollten. Alles was krankheitserregend ist, kann sich schließlich zu Krebs entwickeln, wenn es den Körper dauernd belastet.

Krebserkrankungen sind etwa 40 % höher unter den Bewohnern solcher Städte wie Baltimore, Pittsburgh und Grand Rapids, wo Fluorbeimischungen zum Trinkwasser über einen längeren Zeitraum hindurch durchgeführt wurden. Diese Städte liegen auch weit über dem nationalen Durchschnitt bei anderen Krankheiten. Die Lebenserwartung in diesen Städten ist um etwa 12 % geringer als im nationalen Durchschnitt. Zeigt dies nicht an, daß etwas nicht in

Ordnung ist? In einem Artikel in *Reader`s Digest* wurde die Stadt Hereford in Texas als der Ort ohne Zahnschmerzen bezeichnet. In West Texas hat man wirklich außergewöhnliche Zähne. Allerdings sind sie sehr fleckig und stellen keinen schönen Anblick dar. In fast allen Bezirken von West Texas ist das Wasser stark mit Mineralien gesättigt und völlig ungeeignet zum Trinken oder anderen Verwendungszwecken, nicht einmal zur Bewässerung.

In manchen Gebieten vernichtet es das Pflanzenleben. Einige dieser Wasservorkommen sind stark mit Kalziumfluorid belastet, einer Fluoridverbindung, die nur 1/80 so giftig ist wie Natriumfluorid oder ander Fluoride, die zur Fluoridierung verwendet werden.

Anstatt nun die ziemlich guten Zähne der Westtexaner dem Kalzium zuzuschreiben, denn daraus bestehen die Zähne überwiegend, führt man es auf Fluor zurück, das aber nur einen winzigen Anteil in den Zähnen hat! Natürlich enthalten Zähne auch Fluor, wenn wir Fluor zu uns nehmen. Fluor verbindet sich mit Kalzium schneller als mit irgendetwas sonst. Die Knochen des Körpers nehmen ebenfalls Fluor auf. Ist nun Fluor in den Knochen und Zähnen etwas Gutes oder eine Belastung? Wir wollen dies erforschen.

Daß man die Gesundheit der Westtexaner dem Fluor im Wasser in Verbindung mit Kalzium zugeschrieben hat, war wirklich lächerlich. Warum hat man nicht den hohen Kalziumanteil des Wassers berücksichtigt? Aber wie jeder Physiologe mit einigen Kenntnissen sagen kann, ist der menschliche Körper nicht fähig, rohe Mineralien, d. h. anorganische Mineralien zu verwerten. Wie sind keine Felsen- oder Bodenlecker. Eisen, Arsen, Kalzium, Kalium, Natrium, Chlor, Phosphor, Magnesium - alle von uns benötigten Mineralien - sind Gifte im Körper in ihrem anorganischen Stadium. Nur Pflanzen können, mit wenigen Ausnahmen, anorganische Mineralien verwerten. Warum soll nun das im Wasser befindliche Fluorid oder das Kalzium für die guten Zähne der Westtexaner verantwortlich sein? Warum nicht als Ursache die gesunden Früchte, Salate und Gemüse usw., die auf einem der besten Böden der Welt wachsen? Einem Boden, der reich an Fluoriden und Kalzium ist? Warum kommt man nicht auf solche Ursachen? Wäre das nicht eine vernünftigere Erklärung? Schließlich werden wir von Lebensmitteln, die wir essen, ernährt und nicht von Giften, die in unseren Körper gelangen. Aber diese Situation mit den hervorragenden, wenn auch fleckigen Zähnen war so im Jahr 1942. Heute stimmt das nicht mehr. 1942 erlitt Westtexas eine Zeit der Depression, und die Bewohner ernährten sich überwiegend aus der örtlichen Ernte. Tatsächlich war es noch eine Nachwirkung, denn die Depression endete dort schon 1941. Heute herrscht dort großer Wohlstand, und die Westtexaner essen überwiegend die gleichen minderwertigen Fabriknahrungsmittel wie der Rest der Nation. Aber es ist auch kein Wunder, daß wir heute nicht nur viele Gebisse sehen, die durch die Krankheit der Fluoridose entstellt sind, sondern auch viele Gebisse mit Füllungen, Kronen, Brücken, Klammern usw. Haben die Leute nun aufgehört, ihr feines, kalziumfluoridhaltiges Wasser zu trinken? Die fleckigen Zähne allein beweisen schon, daß dies nicht der Fall ist. Aber wieso haben sie dann schlechte Zähne? Ja, was ist mit den vielen schlechten Zähnen in jeder Stadt mit oder ohne fluoridhaltigem Wasser? Fluoridbeimischungen haben nichts damit zu tun, ob Fluoridverbindungen gut oder schlecht für unsere Zähne sind!

Ehe leichtgläubige Menschen damit begannen, Fluoride in sich hineinzuschütten, hatten die Aluminium- und einige

Chemie-Firmen Probleme, die als Abfallprodukt bei ihren Herstellungsprozessen anfallenden Fluoridverbindungen loszuwerden. Das war fast genau so schwierig wie bei Atomabfällen.

Es war ein Glück für diese Industrien, als sie herausfanden, daß sie ein Abfallprodukt zu einem lukrativen Geschäft machen konnten.

Die Zuckerindustrie, die mit für die schlechten Zähne verantwortlich gemacht wurde, hat sich prompt der erfolgversprechenden Sache der Fluoridierung angenommen. Sie wünscht, daß die Menschen weiter ihre Zivilisationskost essen, wobei die Versicherung gegeben wurde, daß dies nicht schadet, solange man ausreichende Fluoride zu sich nimmt. Und so wurden die Fluoride und der Zucker Bettpartner.

Wenn sie glauben, daß die Fluoridierung gesundheitsfördernd ist, dann sehen Sie sich einmal die Situation in Saint Davids in Arizona an:

Dort hat man etwa 8 Milligramm Kalziumfluorid per Liter im Wasser. Im Alter ab 14 Jahren ist kaum jemand, dessen Mund nicht voller falscher Zähne, Kronen, Metallklammern, Brücken usw. ist. Und denken Sie daran, dies ist das Resultat von Kalziumfluorid, nicht von dem noch giftigerem Natriumfluorid. Wenn Sie meinen, daß die Fluoridbeimischungen gut für die Gesundheit sei, so brauchen Sie nur nach Baltimore zu gehen. Dort wird das Wasser schon seit 1952 mit Fluoriden versetzt. Die Zahnärzte haben ein blühendes Geschäft. Die Zähne der Einwohner sind schlechter als die des Durchschnittsamerikaners. Darüber hinaus haben die Bewohner einen schlechteren Gesund heitszustand, mehr Nierensteine, Blasensteine, Krebs, Herzkrankheiten usw. als die amerikanische Nation als Ganzes.

Chemisch ist Fluor das aktivste der nichtmineralischen Stoffe. Es ist ein sehr instabiles giftiges Gas. Es verbindet sich mit vielen Mineralien, hat aber eine spezielle Neigung, sich mit Kalzium zu verbinden. Im menschlichen Körper zerstört es die Enzyme, die für die Verdauung und Aufnahme der Nahrung wichtig sind. Es verbindet sich mit Kalzium und ist eine direkte Ursache für den Kalkentzug der Knochen und Zähne (Osteoporose). Der sogenannte Nutzen der Fluoride ist daher überhaupt kein Nutzen. Die Härtung der Zähne wurde als Nutzen erklärt. Dies ist aber genauso, als ob man verhärtetes Narbengewebe als Folge einer Verletzung als besser erklären würde, als ursprüngliches weiches Fleischgewebe.

Wenn der Körper durch ein Gift angegriffen wird, versucht er sich nach Kräften zu verteidigen und schnell das Gift wieder auszuscheiden. Oft lagert er den Stoff ab und baut Schutzgewebe darum, als Geschwulste und Tumore. Zähne und Knochen neigen besonders dazu, sich mit Fluorkombinationen zu verbinden. Die Verhärtung von Zähnen und Knochen stellt eine derartige Körperreaktion dar. Diese Verhärtung nennt man Osteosklerose. Unter dem fortgesetzten Angriff der giftigen Fluoride verlieren die Zähne den Kampf und werden schließlich spröde, brüchig und zerfallen oft schon unter ganz normalen Eßbedingungen. Osteoporose der Zähne und Knochen hat dann stattgefunden. Angesichts der katastrophalen Resultate ist es unverantwortlich, uns Fluoride aufzuschwätzen und diese als gesundheitsfördernd zu präsentieren. Wann ist Gift jemals gut für die Gesundheit? Natürlich niemals!

Wir sollten möglichst gar kein Wasser trinken! Natürliche Lebensmittel enthalten ausreichend Wasser. Wenn wir aber trinken müssen, z. B. nach großen körperlichen Anstrengungen, bei Hitze oder beim Fasten, so sollten sie reines Wasser trinken, Wasser, das keine Verunreinigungen irgendwelcher Art enthält. Früher war dies Regenwasser. Da Regenwasser aber durch die Luftverschmutzung Verunreinigungen aufnimmt, ist es besser, dampfdestilliertes Wasser zu trinken, das Sie sich mit einem Destilliergerät selbst herstellen können. Denken wir daran, Wasser ist lebensnotwendig. Was wir sonst noch nötig haben, ist Sauerstoff aus der Luft, Sonne und natürliche Lebensmittel. Der Mensch ist nicht für eine andere Lebensweise geeignet.

Weitere ins Einzelne gehende Informationen über die Fluoridierung von Wasser und über Fluorpreparate sowie Fluoridzusätze zu Zahnpasten, Vitamin/Fluor-Tabellen usw. finden Sie in dem Buch»Früher alt durch Fluoride« von Dr. John Yiamouyiannis.

Dr. Herbert M. Shelton

Sind Menschen trinkende Lebewesen?

»Was für eine dumme Frage!« ruft der Leser aus, *»Jedermann weiß, daß Menschen trinkende Wesen sind und immer waren!«* Es ist wahr, daß weltweit und durch die ganze Geschichte hindurch in allen Ländern, in allen Klimazonen, zu allen Jahreszeiten und in jedem Lebensalter die Menschen trinkende Wesen gewesen sind. Es ist ebenfalls wahr, daß alle Beweise aus vorgeschichtlicher Zeit zeigen, daß sie während dieser Zeit generell trinkende Wesen waren. Die noch existierenden Kulturen der Wilden werden normalerweise als Überreste der Frühzeit betrachtet. Wenn diese Annahme gültig ist, dann ergibt das Zeugnis der Sitten der vorgeschichtlichen Menschen, daß diese generell trinkende Wesen waren.

Trinken ist aber nicht etwas Natürliches für Menschen

Wenn wir das Tierreich betrachten, so entdecken wir, daß es Tiere gibt, die trinken und Tiere, die nicht trinken. Sogar viele in der Wüste lebende Tiere trinken kein Wasser. Es gibt auch außerhalb der Wüsten lebende Tiere, die nicht trinken, Es wurde festgestellt, daß der Mensch aufgrund seiner konstitutiellen Natur zu der Nicht-Trinker-Abteilung des Tierreiches gehört. Das besagt, daß das Trinken von Wasser durch Menschen eine erworbene und nicht eine angeborene Eigenschaft ist. Viele haben diese Meinung ernst genommen und sich des Trinkens von Wasser über Jahre hindurch enthalten und eine Methode des »Nicht-Trinkens« für alle befürwortet.

Vertrocknetes Eiweiß ist Staub ohne Leben. Es scheint wahr zu sein, daß wo kein Wasser ist, es auch kein Leben gibt. Sowohl Pflanzen als auch Tiere und Mikroben benötigen Wasser, um die Funktionen des Lebens ausführen und somit leben zu können. Niemand bezweifelt dies. Die Frage, um die es sich handelt, ist nicht der Bedarf an Wasser, sondern die Quelle, aus der es bezogen und die Art und Weise, in der es aufgenommen wird.

Viele Tiere trinken kein Wasser

»Ich habe eine Eule gekannt,« sagt *M. White*, *»die ein ganzes Jahr ohne Wasser lebte. Vielleicht ist dies bei allen Taubvögeln der Fall.«* Ein Lama aus Peru, vor einem oder zwei Jahren in London gezeigt, lebte ohne Flüssigkeitsaufnahme. Es wollte kein Wasser anrühren. In einigen der kleinen Inseln an meiner Küste, auf denen nicht ein Tropfen Wasser gefunden werden kann, gibt es, so hat man mir erzählt, eine spezielle Kaninchenart.*Bruce* erzählte: *»Obwohl Zimmer (eine Insel im Roten Meer) angeblich ohne Wasser ist, gibt es dort zahlreiche Antilopen und Hyänen.«* Um das zu erklären, vermutet er, daß es Wasservorkommen in irgendeiner unterirdichen Höhle gibt oder in den Klippen der Berge. Dies ist aber nur eine Vermutung. Das Argali oder Wildschaf trinkt mit Sicherheit nicht. *Mr. Pallas* sagt: *»Dieses Tier lebt in Wüstengebirgen, die trocken und ohne Wald sind. Auf den Felsen gibt es aber viele bittere und scharfe Pflanzen.«* Er sagt weiter darüber: *»Es gibt kein Rehwild das so scheu ist w ie das Argali. Es ist fast unmöglich, in seine Nähe zu kommen, wenn man es jagt. Sie*

haben eine erstaunliche Leichtigkeit und Schnelligkeit in der Flucht und können dies längere Zeit durchhaltten.« Wie weit ist dies Tier dadurch entartet, daß man es zum Haustier gemacht und gezwungen hat, in völlig anderer Umgebung und mit ganz neuen Gewohnheiten zu leben, die gegen seine Natur sind!

Menschen besitzen kein Trinkorgan

Wir wollen einmal für einen Augenblick den Menschen so betrachten, als wenn er gerade aus den Händen seines Schöpfers gekommen ist. Dabei soll er nur auf seine körperlichen Kräfte für seine Lebenserhaltung angewiesen sein. Wir müssen annehmen, daß jedes Tier unter solchen Umständen von der Natur mit Organen ausgerüstet wird, wie es seine körperlichen Bedürfnisse erfordern. Jetzt sehe ich, daß der Mensch den Kopf hoch über dem Boden trägt, und wenn er den Mund zur Erde bringt, erfordert das mühevolle Anstrengungen. Darüberhinaus ist sein Mund flach und die Nase hervorstehend. In dieser Haltung ist die Aufnahme von Flüssigkeit so mühevoll und strapaziös, daß sie kaum möglich ist. Er hat somit kein Organ mitbekommen, das von Natur aus zum Trinken geeignet wäre. Er kann Flüssigkeit so gar nicht in seinen Mund bringen, ohne ein künstliches Hilfsmittel zu benutzen. Der Kunstgriff ist allerdings sehr einfach, das muß man zugeben. Aber der Körper mußte doch ernährt werden, ehe man die Kenntnisse über alle Hilfsmittel besaß. Es scheint somit, daß die Natur ihren Teil getan hat, um die Menschen vor der Verwendung von Flüssigkeiten zu bewahren. Zweifelsohne besteht bei einer Ernährung mit Obst, Salaten und Gemüsen keine Notwendigkeit für die Aufnahme von Flüssigkeit. Wenn es wahr ist, daß andere Tiere Wasser brauchen, so kann man nicht daraus folgern, daß der Mensch, dessen Körperaufbau anders ist, ebenfalls Wasser benötigt. Tatsächlich wissen wir aber sehr wenig über die Angewohnheiten der Tiere. Unsere Haustiere trinken sicherlich. Aber es scheint, soweit meine Informationen reichen, daß das normale Wasser den gleichen Effekt auf sie ausübt wie auf den Menschen: sie sind mehr oder weniger gesund, je nach der Reinheit des Wassers, das sie trinken.

Frucht- und Gemüsesäfte sind Nahrung

Frucht- und Gemüsesäfte sind als Nahrung zu betrachten, nicht als Getränk. Sie sollen als Teil einer Mahlzeit eingenommen werden, vorwiegend als ganze Früchte oder rohes Gemüse. Getrennt von der natürlichen organischen Zusammensetzung verlieren sie viel von ihren Wert. Trinken von Frucht- und Gemüsesäften zwischen den Mahlzeiten führt mit Sicherheit zu einer Überernährung und stört den Verdauungsprozeß. Es wäre falsch, dem Verlangen nach Wasser bei einem Fieberpatienten damit zu begegnen, indem man ihm Obst- und Gemüsesäfte gibt. Reines Wasser hat bestimmt nicht die Wirkung, wie vom legendären *Hippokrates* bei den von ihm geschilderten Fällen beschrieben wird. Auch beeinträchtigt das Wasser beim Fasten nicht den Erfolg, wie in den Schriften des *Hippokrates* behauptet wird. Das Wassertrinken zu verbieten, weil bei bestimmten Krankheiten das Trinken den Patienten belastet, ist genau so, als würde man Nahrung generell verbieten, weil bei gewissen Krankheitsfällen Essen nicht bekömmlich ist. Es ist genau so, als wenn man Sonnenlicht verdammt, weil bei bestimmten Augenkrankheiten die Einwirkung von Licht Schmerzen und Unbehagen verursacht. Der wirkliche Beweis über den Wert einer Substanz oder Methode ist die

Annahme oder die Rückweisung des gesunden Organismus.

Wann sollen wir Wasser trinken?

Mit der wachsenden Verschmutzung der Wasservorräte und der daraus resultierenden Wasserknappheit ist die Bedeutung dieses Wolken-Nektars klargeworden. Wasser ist ein wichtiger Bestandteil des Körpers und macht 7/8 des gesamten Körpergewichts aus. Nährstoffe werden mit dieser Flüssigkeit zu allen Teilen des Organismus transportiert; die sauerstofftragenden roten Blutkörperchen werden von einem Wasserstrom getragen; Ausscheidungsstoffe werden mit einem Wasserstrom befördert; Schadstoffe bzw. Abfallstoffe werden von den Zellen durch Wasser zu den Ausscheidungssystemen transportiert; alle wichtigen Prozesse im Körper finden mit Wasser statt. Der Körper widersteht den hohen Temperaturen in den Sommermonaten nur dadurch, daß seine Hautoberfläche durch die Verdunstung von Wasser, das aus den Poren der Haut kommt, gekühlt wird.

Über die Haut, Nieren, Därme und Lungen verliert der Körper laufend Wasser. Der Wasserverlust über die Haut ist im Sommer größer als im Winter, da reichlich Wasser zum Kühlen des Körpers gebraucht wird. Da Wasser laufend verloren wird, muß der Bestand ständig ergänzt werden. Viel Wasser findet seinen Weg in den Körper über die Nahrung, besonders als Säfte von Obst und Gemüse. Meistens erhält der Körper tatsächlich alles benötigte Wasser über diesen Weg. Wenn jemand viel schwitzt, während er in der Sommerhitze arbeitet, ist es notwendig, mehr oder weniger Wasser über den Tag verteilt zu trinken.

Der Wasserbedarf schwankt

Wieviel Wasser jemand trinken soll, hängt von einer ganzen Reihe von Umständen ab. Diese umfassen die geleistete körperliche Arbeit, die Temperatur, die den Körper umgibt, die Art der aufgenommenen Nahrung, das Alter und Geschlecht des Menschen und auch noch die Größe und das Gewicht des Einzelnen. Je mehr Säfte man über seine Kost erhält, desto weniger Wasser braucht man, je heißer es ist und je mehr man körperlich arbeitet, desto mehr Wasser wird benötigt. Daraus ergibt sich, daß keine allgemeine feste Regel für das Wassertrinken aufgestellt werden kann. Wer sagt, man solle 1 1/2 - 2 Liter Wasser täglich trinken, hat die anderen Flüssigkeitsquellen nicht berücksichtigt. Viele Menschen trinken fast nie Wasser.

Eiserne Trinkregel

Die sicherste Regel ist die, daß man nur dann trinken soll, wenn man durstig ist und dann nur soviel, wie nötig ist, um den Durst zu löschen. Es ist nicht gut, zuviel zu trinken. Sie können Ihren Körper nicht durchspülen, wie so oft behauptet wird! Weder der Haut noch den Nieren noch den Därmen wird durch viel Trinken geholfen. Allerdings werden sie veranlaßt, den Überschuß schnellstens auszuscheiden, um das normale Wassergleichgewicht im Körper zu behalten. Die Aufnahme großer Mengen sowohl bei den Mahlzeiten als auch dazwischen, kann sich schädlich erweisen. Wenn Sie keinen Durst haben, so zwingen Sie sich nicht zu trinken. Es gibt eine Ausnahme von dieser Regel, das sind nervöse Menschen, die keine oder nur ungenügend Flüssigkeit zu sich nehmen und auch nicht genügend davon aus ihrer Kost erhalten. Solche Menschen neigen zu einer chronischen Austrocknung; ihr Urin ist sehr konzentriert, stark gefärbt, von intensivem Geruch und irritiert Harnleiter und Blase.

Das Trinken flüssiger Nahrung – Frucht- und Gemüsesäfte, Milch, Suppen usw. – zwischen den Mahlzeiten zur Deckung des Wasserbedarfs bedeutet Nahrungsaufnahme zwischen den Mahlzeiten und ist überflüssig. Diese Praxis wird von Menschen durchgeführt, die eine Phobie gegen Wasser haben. Es ist besser, wenn kleine Portionen reines Wasser getrunken werden – mineralarmes Quellwasser, dampfdestilliertes Wasser oder Regenwasser, wenn man es sauber bekommen kann. Das ist viel besser, als laufend Säfte oder andere flüssige Nahrung zwischen den Mahlzeiten zu sich zu nehmen. Das Vorurteil gegen destilliertes Wasser bei vielen Menschen ist völlig unbegründet. Tatsächlich werden Einwände gegen destilliertes Wasser oft aus wirtschaftlichen Gründen vorgebracht. Destilliertes Wasser nimmt am besten Nährstoffe und Abfälle auf.

Wasser sollte nicht bei den Mahlzeiten oder kurz nachher getrunken werden. Trinken zum falschen Zeitpunkt stört die Verdauung. Wasser trinken sollte man nur zehn bis fünfzehn Minuten vor dem Essen, dreißig Minuten nach einem Obstessen, zwei Stunden nach einer stärkehaltigen Mahlzeit oder vier Stunden nach einer eiweißhaltigen Mahlzeit. Eiskaltes Wasser verzögert den Verdauungsprozeß. Kalte Lebensmittel, kalte Säfte, Eiscreme, Sorbets, Eis usw. tun das auch. Kühles Wasser (10-20°C) ist ambesten.

Beim Fasten nimmt der Mensch keine Flüssigkeit auf und hat daher einen höheren Wasserbedarf. Die meisten Faster neigen allerdings dazu, mehr zu trinken als sie sollten. Anstatt von ihrem Durst geleitet zu werden, trinken sie aus Zeitvertreib, um ihr Gewebe auszuspülen - wie sie meinen - und die Ausscheidung zu erhöhen. Oder sie trinken, weil es Essenszeit ist, aus Routinegründen oder weil sie gehört oder gelesen haben, daß man viel Wasser trinken sollte. Viele trinken nachts genau so viel wie am Tage. Übermäßiges Trinken hat aber überhaupt keinen Wert.

Sollen wir täglich 1 1/2 - 2 l Wasser trinken?

Wir hören oft den Ratschlag: Trinken Sie 1 1/2 - 2 l Wasser täglich! Für einen Menschen, der nach den Regeln der natürlichen Gesundheitslehre lebt und meist überhaupt kein Wasser trinkt, ist ein solcher Rat sehr suspekt! Das viele Wassertrinken ist krankhaft.

Wenn der Körper Wasser verlangt, dann soll man trinken. Wenn der Körper kein Wasser verlangt, so soll man auch darauf verzichten. Man soll Wasser nicht mit Gewalt in den Körper hineinschütten.

Die Vertreter von Trinkwasserkuren behaupten, daß es den Körper »durchspült« und ihn sauber erhält. Solch eine Behauptung ist falsch, denn der Körper reinigt sich von selbst, wenn seine Funktionen nicht gestört sind. Wasser ist nicht nur einer der wichtigsten Faktoren für die Ausscheidungsfunktionen, sondern wichtig für das Leben an sich.

Die normalen Wasserbedürfnisse eines gesunden Körpers sind weit geringer als die meisten von uns glauben. Der Wasserbedarf des Körpers ist in vieler Hinsicht variabel. Bei heißem Wetter wird viel mehr Wasser als bei kaltem Wetter benötigt. Ein Handarbeiter braucht mehr Wasser als ein Kopfarbeiter.

Sie sollten immer dann trinken, wenn sie Durst haben. Ihr Körper ist der beste Schiedsrichter hinsichtlich seines Wasserbedarfs und er meldet seine Wünsche unmißverständlich durch Durst.

Gesund lebende Menschen spüren selten Durst, da sie in der Regel eine Kost mit ausreichendem Wassergehalt zu sich nehmen. Wer viel Wasser trinkt, weil er großen Durst empfindet, ißt eine Kost, die wenig Wasser enthält.

Betrachten wir die Voraussetzungen, die bei den meisten Menschen zum Trinken führen:

- Menschen, die viel **Salz** zu sich nehmen, haben einen überdurchschnittlich hohen Wasserbedarf – je mehr Salz sie verzehren, desto mehr Wasser haben sie nötig. Der Körper kann Salz nicht verdauen oder in irgendeiner Form verwerten. Es ist für den Körper schädlich, deshalb braucht er Wasser, um es in Lösung zu halten.
- Menschen, die viel gekochte Nahrungsmittel essen, brauchen viel Wasser. Nahrungsmittel, die in rohem Zustand viel Wasser enthalten, benötigen beim Kochen normalerweise weit mehr Wasser als sie wiegen. Kochen macht Mineralien anorganisch und daher wird von Körper viel Wasser verlangt, damit die Mineralien und andere Schadstoffe in Lösung gehalten werden können, bis sie von Körper ausgeschieden sind.
- Menschen, die ihre Kost stark würzen, entwickeln großen Durst. Gewürze sind Reizmittel und es ist viel Wasser nötig, sie in Lösung oder Schwebe zu halten, so daß sie keine Gefahr für die Zellen darstellen
- Menschen mit **krankhaften Körperzuständen** brauchen oft viel Wasser.

Menschen sind von Natur aus keine trinkenden Wesen. Für normale Lebensbedürfnisse ist eine richtig zusammengesetzte Nahrung wasserhaltig genug, dann hat der Mensch normalerweise auch keinen Durst.

Während des Fastens, schwerer Arbeit oder bei Hitze ist der Wasserverlust hoch und wir haben Durst. In diesen Fällen trinken wir Wasser, um unseren Durst zu löschen.

Getränke und Genußmittel

Wenn es ein National-Getränk gibt, dann kann man den Kaffee wohl so bezeichnen. Der Verbrauch an Kaffee pro Kopf ist in den USA und Europa größer als in irgendeinem anderen Teil der Welt. Wir trinken nicht nur Kaffee bei unseren Mahzeiten, sondern wir legen auch noch »Kaffee-Pausen« zwischen den Mahlzeiten ein. Das Kaffeetrinken hat in den vergangenen 60 Jahren laufend zugenommen.

Kaffee ist kein Nahrungsmittel

Kaffee ist kein Nahrungsmittel. Er enthält nichts, was der Körper für die Reparatur oder den Ersatz von Gewebe verwenden kann, auch nicht für die Durchführung seiner Funktionen. Er besitzt keinerlei Nährwert. Das gilt für Kaffee an sich. Wir sagen in diesem Zusammenhang nichts über den Zucker und die Sahne, die in den Kaffee gegeben werden. Die einzige Wirkung von Kaffee auf den Körper ist die, daß er den Körper schädigt. Er ist eine Droge, die überall in der Welt aufgrund ihrer anregenden Wirkung verwendet wird. Aber Kaffee wirkt genau wie alle anderen Stimulanzien, denn der anregenden Wirkung folgt Müdigkeit, Abgeschlagenheit bis zur Depression.

Kaffee enthält mehrere Giftstoffe

Die Hauptwirkung des Kaffees beruht auf den Koffeingehalt, obwohl die flüchtigen Öle und andere giftige Substanzen auch schädlich sind. Die Wirkung des Koffeins betrifft überwiegend den Magen, die Leber, das Herz, das Nervensystem und die Nieren. Als Medikament wurde Koffein seit langem von Ärzten als »Herz-Stimulanz« verwendet . Es soll auch die Verstandesfähigkeiten anregen. Es erregt die Nervenzentren zu einer stärkeren Aktivität. Viel Kaffee-Stimulation ergibt ein Beben und Zittern der Muskeln. Obwohl dieses Zittern oft ganz offensichtlich ist, kann bei den meisten Menschen, die Kaffee nur in geringen Mengen zu sich nehmen, das Zittern nur bei ganz genauer Beobachtung festgestellt werden.

Die »Aufmunterung« von berauschenden Getränken hält nur kurz an und hat schädliche Nachwirkungen

Wie alle Rauschmittel verursacht Koffein ein Gefühl der Aufmunterung der intellektuellen Zentren. Die Nachwirkungen sind eine geistige Depression, Nervenerschöpfung, verminderte Muskelkraft und Schäden an der Leber und den Nieren. Es betrifft das Herz in der gleichen Weise wie die Nervenzentren. Zuerst schlägt das Herz stärker (der sogenannte Stimulationseffekt), aber wenn die Droge vom Körper ausgeschieden wird, erfolgt eine entsprechende Erschöpfung des Herzens, es schlägt mit weniger Kraft. Wenn Kaffee getrunken wird, erhöht sich zuerst der Blutdruck und es wird ein zusätzliche Spannung auf das Herz und die Arterien ausgeübt. Wenn der Kaffee ausgeschieden ist, sinkt der Blutdruck unter normal.

Koffein schädigt die Nieren

Koffein verursacht eine Blutüberfüllung der Nieren. Bei Menschen, die nicht an Kaffeetrinken gewöhnt sind, hat dieser Blutandrang in den Nieren einen größeren Urinausstoß zur Folge, da die Nieren das Gift auszuscheiden suchen. Wenn man weiter Kaffee trinkt, schwächt die Blutfülle die Nieren, so daß die Ausscheidung von Giftstoffen über diese Kanäle herabgesetzt wird, wodurch die Grundlage für chronische Krankheiten gegeben wird. Diese müssen nicht unbedingt die Nieren betreffen, obwohl diese auch berührt werden. Eine Degeneration ist am Ende die Folge des Kaffeetrinkens. Die flüchtigen Öle des Kaffees irritieren sowohl den Magen als auch die Därme. Menschen mit empfindlichen Magen werden oft gezwungen, mit Kaffeetrinken aufzuhören, so groß ist die Reizung. Dieser Reizeffekt bildet die Entschuldigung zum Kaffeetrinken für diejenigen, die meinen, daß sie ohne Kaffee unter Verstopfung leiden würden. Gastritis und Irritation der Därme bilden sich bei den Menschen, deren Verdauungsorgane nicht stabil sind als Resultat der fortwährenden Reizung.

Krankheitserscheinungen durch Kaffeetrinken

Wie bei allem anderen Mißbrauch des menschlichen Organismus variiert die endgültige Wirkung des Kaffeetrinkens mit den unterschiedlichen Veranlagungen des Einzelnen. Grob zusammengefaßt können die Erscheinungen in zwei Hauptgruppen eingeteilt werden.

Die erste umfaßt neurotische Nervosität, Schlaflosigkeit, Nervenerschöpfung, Kopfschmerzen bei Kaffeeentzug, mitunter auch ständige Kopfschmerzen, Gedächtnisverlust, Muskelschwäche und »Herzschwäche«, was kalte Hände und Füße zur Folge hat – all das sind die üblichen Entwicklungen.

In der zweiten Gruppe zeigt der Kaffee anscheinend keine schädlichen Wirkungen. Aufgrund geringerer Empfindlichkeit des Herzens, der Arterien und der Nieren können diese durch Kaffeetrinken jahrelang mißhandelt werden, ohne daß der Kaffeetrinker Schmerzen oder Beschwerden verspürt. Erst einige Zeit vor seinem Tod bemerkt er es. Als Folge der Stimulation des Herzens, des hohen Blutdrucks und der Blutfülle der Nieren erleiden diese Organe eine Degeneration.

Giftstoffe sind immer schädlich

Aufgrund dieser unterschiedlichen Wirkungen und der Langsamkeit, mit der diese sich in vielen Fällen entwickeln, neigen die Menschen dazu anzunehmen, daß Kaffee ihnen nicht schade. Aber wenn die Menschen innehalten und berücksichtigen würden, daß Kaffee keine Nahrung, sondern ein Gift ist, dann würden sie schnell verstehen, daß das Kaffeetrinken unweigerlich zu einem Gesundheitsschaden führen muß.

Auf dem Markt sind viele »soft drinks«, die auch als »Cola«-Getränke bekannt sind. Dies ist ein Name, der auf der Tatsache beruht, daß ursprünglich das Koffein, das in diesen Getränken enthalten ist, von der Kolabohne gewonnen wurde. Vieles kommt noch aus dieser Quelle, aber vieles davon wird aus Entkoffeinierungsprozessen des Kaffees gewonnen. Diese Getränke können durch ihre sonstigen Inhaltsstoffe noch mehr Schaden anrichten als Kaffee. Das Teein des Tees und das Theobromin der Schokolade bzw. des Kakaos haben fast die gleiche Wirkung. Theobromin ist sogar noch schlimmer für die Nieren.

Schokolade und Tee sind auch schädlich

Alle diese Substanzen sind in ihren Auswirkungen bei Kindern noch schädlicher als bei Erwachsenen. Diese Tatsache macht die heutige Duldsamkeit bei Kindern gegenüber den »soft drinks« unheilvoll. Das Essen und Trinken von Schokolade kann eine Gewohnheit werden und bei Kindern Hautausschläge, Erbrechen und masernähnliche Symptome und solche von Schnupfen hervorrufen. Schokolade und Kakao-Getränke, Schokoladensüßigkeiten, Schokoladen-Eiscreme usw., die alle so beliebt sind bei Kindern und dicken Frauen, sind definitiv schädlich. Schokolade und Kakao selbst besitzen keinen Nährwert und sind so bitter, daß es unmöglich ist, sie ohne Zusatz von Zucker zu essen. Sogar wenn sie gesüßt sind, sind sie für den Geschmack eines Babys abstoßend.

Welchen vernünftigen Rat kann man jemanden geben, der dazu neigt, den schädlichen Gewohnheiten dieser Art nachzugehen? Alle diese Gewohnheiten schwächen, sind krankmachend, entartend und lebensverkürzend. Man kann daraus nichts ersichtlich Gutes entnehmen. Der wirklich intelligente und informierte Mensch wird sie meiden. Sonst schaffen Sie sich Nervenkrankheiten, Herz- und Arterienkrankheiten, Schlaganfälle und Nierenerkrankung.

Ist Wasser ein »Heilmittel«? Hydrotherapie (Wasserheilkunde)

Wasserkuren wurden im Jahre 1844 in Amerika von *Dr. Joel Shew* eingeführt. Er war nach Österreich gereist, um die Wasserkuren von *Prießnitz* zu studieren. Viel Ärzte hatten das Vertrauen in Medikamente verloren und griffen Wasserbehandlungen auf, um medikamentöse Behandlungen zu vermeiden. Sie gingen mehr oder weniger bereits den Weg der natürlichen Gesundheitslehre mit Wasserkuren, und sie nannten ihre Anwendungen Hydrotherapie und sich selbst Hydrotherapeuten. Hydrotherapie mag ein Ausweg sein, denn viele Ärzte, die sich der Wasserkur zuwendeten, betrachteten nun Wasser als ein Mittel, das an Stelle von Medikamenten treten sollte. Mit anderen Worten, sie meinten, daß sie mit Wasser alles das tun konnten, was früher mit Medikamenten versucht worden war.

Dr. A. J. Compton schrieb im Dezember 1858 im »Journal« dazu folgendes:

»Einige Hydrotherapeuten verwenden Wasser als eine Medizin, wobei sie alle Wirkung dem Wasser zuschreiben und damit aber nur wieder die ausgetretenen Pfade der Medikamentenanwendung betraten . . .«

Houghton erklärte Wasser *»als das beste, sicherste und vielseitigste aller medizinischen Mittel«.*

Im Januar 1854 erklärte im »Journal« *Dr. Kittredge:*

»Ich möchte sagen - und ich weiß, was ich sage - daß Wasser und seine begleitenden Maßnahmen in allen Fäl-

len ausreichend sind.« Das, was *Dr. Kittredge* als begleitende Maßnahmen zum Wasser meinte, waren gesundheitliche Lebensumstellungen. Diese waren so wichtig, daß einige Hydrotherapeuten, die sich mit der Einführung richtiger Lebensgewohnheiten beschäftigten, diesen Dingen ihre Erfolge in der Krankenbehandlung zuschrieben und meinten, daß die Wasserkuren eigentlich gar nicht wichtig wären. Es war nur natürlich, daß die strengen Hydrotherapeuten, die Bedeutung dieser begleitenden Maßnahmen leugneten, sogar wenn sie selbst auf eine richtige natürliche Lebensweise großen Wert legten. Die Berücksichtigung der Arbeiten von *Jennings* und die Erfolge von *Sylvester Graham* hätten selbst die Wasserkur-Enthusiasten von der Richtigkeit überzeugen können, andererseits gab es jedoch viele Heilbäder und Badeärzte, die keinen Wert auf eine Änderung der Lebensweise ihrer Patienten legten. *Frau R. B. Gleason*, die zusammen mit ihrem Gatten ein bekanntes Sanatorium für Wasserkuren leitete, sagte über die vielen Wasserkuren: *»In den meisten Fällen ist Wasser das Heilmittel und das einzige, was angewendet wurde.«* Seinerzeit war eine heftige Kontroverse zwischen den Badeärzten im Gange, welches Wasser, ob weich oder hart (mit Mineralien gesättigt) für die Praxis der Wasserbehandlung besser sei. Einige bestanden auf weichem Wasser, während andere den Mineralien in hartem Wasser eine bemerkenswerte Heileigenschaft zuschrieben. *Dr. Jackson* prangerte Hydrotherapeuten an, die hartes Wasser verwendete. Er sagte, er würde nicht einen von ihnen kennen, der nicht auch Medikamente benützen würde. Er wies auch darauf hin, daß sie der Ernährung wenig Aufmerksamkeit schenkten. Sie würden auch keine einfache Kost servieren und die Speisen würzen. Er sagte ferner, daß sie ihren Patienten stallgefüttertes Fleisch geben. Andererseits nannten die Anhänger der Hydrotherapie, die neben ihren Wasserbehandlungen auch Medikamente einsetzten, alle Therapeuten, die Medikamente ablehnten, »radikal«, »ultra« usw. Viele Badeärzte beschäftigten sich genauso wenig mit der natürlichen Ernährung wie die Ärzte. Sie kurierten ihre Patienten mittels Wasseranwendungen und hatten keinen Bedarf für andere Hilfsmittel. Ein Gesundheitslehrer beklagte, daß Badeärzte oft dazu neigten, die notwendigen Änderungen in den kranken Organismen der Menschen dadurch herbeizuführen, daß sie durch Anwendung von heißem und kaltem Wasser die »regulierenden Funktionen des Körpers« beeinflußten. Dadurch würden sie jedoch das wichtigste der Naturgesetze verletzen – die Behebung der Ursachen! Die Praktiker von Wasserbehandlungen verneinten jedoch die Behauptung, daß die Behebung von Krankheitsursachen ausreichend sei, um die Gesundheit wiederherzustellen. Sie vertraten die Meinung, daß die Krankheitsursachen ihren logischen Effekt produziert hätten, wodurch Schmerzen und Leiden vorhanden seien, ein krankhafter Zustand, der aktive Heilmaßnahmen erfordert, um ihn zu beenden bzw. zu besiegen. *Dr. Jackson* sagte in seinem Meinungsstreit gegen die Wasserbehandlung, daß er eine Reihe von Patienten gehabt hätte, die wieder gesund geworden waren, sogar in hoffnungslosem Zustand, ohne daß sie irgenwelche Medikamente angewendet hätten. Innerhalb weniger Monate wären diese sogenannten Unheilbaren in der Lage gewesen, lange Spaziergänge zu machen, und schließlich in gutem Gesundheitszustand nach Hause zurückkehren konnten. Er überlegte sich: *»Welche Kraft hat dies bewerkstelligt?«* Er antwortete: *»Natürlich würde man mit den geringen Kenntnissen, wie ich sie hatte, das Ergebnis einem bestimmten Medikament zuschreiben. Das Wasser mußte die Ursache sein. Zu dem gleichen*

Schluß kamen seither viele Menschen. Mit anderen Worten, ich urteile darüber genauso, wie die meisten Menschen bezüglich der Wirksamkeit von medizinischen Mitteln.«

Jackson wiederholte somit einen alten und allgemeinen Fehler - er verwechselte Zufall mit Ursache. Jedes sogenannte Heilmittel ist genau auf diese Weise anerkannt worden. Wenn es verwendet wird, und der Patient wird gesund, dann wird die Genesung seiner Anwendung zugeschrieben. Die Heilkraft des Körpers selbst wird jedoch immer unberücksichtigt gelassen. Es gibt genauso wenig Grund anzunehmen, daß Wasseranwendungen Kranken zur Gesundheit verhelfen, als anzunehmen, daß Medikamente es tun.

Dr. Tilden hat dies treffend so ausgedrückt: *»Alle Kuren reiten auf dem Rücken von selbst-begrenzenden und selbst-heilenden Krisen.« Dr. Trall* beschwerte sich einmal in einem Zeitungsartikel, daß *»kranke und invalide Personen aus allen Teilen des Landes Briefe schreiben, in denen sie ihre Krankheiten schildern und uns bitten, ihnen ein Heilmittel zu senden. Sie bitten uns, ihnen mitzuteilen, wie sie Wasser in bestimmten Fällen anwenden sollen; sie zu beraten, welches besondere Bad für ein bestimmtes Leiden angewendet werden soll; ihnen zu beschreiben, in welcher Art und Weise Wasser bei Leberbeschwerden benutzt werden soll; bei Rheuma; bei Wechselfieber oder bei Lähmungen. Sie sind unwissend oder unbekümmert über die Tatsache, daß ein oder ein Dutzend Medikamente genau so wie Wasser für das genannte Leiden wirken kann.«* Aber das ist genau das, was von den Befürwortern der Wasserkuren gewünscht wird, daß die Menschen daran glauben. Ihre Bücher und Zeitschriften-Artikel und »Kranken-Berichte« sind angefüllt mit Instruktionen über die Anwendung von

Wasser. Dabei werden selten »andere Heilmittel« erwähnt. Ihr »Mittel« ist eine Wasserbehandlung, und man soll die Menschen nicht schelten, wenn sie sie durchführen. *Dr. Trall* machte den Fehler, daß er die an sich unbedenklichen Wasserbehandlungen als Mittel der natürlichen Gesundheitslehre ansah und vor allen Dingen, daß er sie als Heilmittel betrachtete. Im besten Fall sind Wasserbehandlungen relativ harmlose Linderungsmittel. Wenn sie zur Krankheitsunterdrückung und im Übermaß angewendet werden, können sie jedoch katastrophale Folgen haben. *Dr. Trall* fügte hinzu, daß einige Ärzte ihre Ideen von »allopathischen Schulen und Büchern« ableiten, anstatt sich an der »Wahrheit und der Natur« zu orientieren. Er sagte weiter: *»Diese Leute wollen Wasser anstelle von Medikamenten setzen, sie betrachten es als Tugend bei Wasser zu bleiben, und sie bevorzugen Wasser allein aufgrund seiner größeren Sicherheit. Sie scheinen zu denken, daß zwar Wirkung in den Medikamenten vorhanden ist, daß diese aber irgendwie gefährlich sind . . . «*

In einem Artikel schrieb *Dr. Trall*: *»Wasser besitzt überhaupt keine Kraft, um irgendeine Krankheit zu heilen. Die Natur ist das Heilprinzip.«* Er war zu der Erkenntnis gekommen, daß Wasserbehandlung ein System der Linderung ist oder eine Unterdrückungsbehandlung. Er versicherte, daß *»wenn Fieber durch heiße oder kalte Anwendungen herabgesetzt wird, es* getötet oder geheilt *ist«*. Wenn Fieber ein Übel wäre, könnte seine Bekämpfung als Mittel zur Wiedererlangung der Gesundheit betrachtet werden. Aber, wenn Fieber ein Teil eines Heilungsprozesses ist, dann läuft seine Bekämpfung auf die Unterdrückung eines Heilprozesses hinaus

Dr. Trall`s kritische Äußerung an den Praktiken der Wasserbehandlung waren Anlaß zu einer Klage. Er würde versuchen, die Wassertherapie zu zerstören. In seiner Antwort in einem Artikel in der Ausgabe des »Journal« vom August 1958 auf einen Vorwurf eines Badearztes, er beabsichtige den Ruin der Wasseranwendung, sagt *Trall*: *»Genau das ist auch meine Absicht.«* Dies zeigt, daß er einen weiten Weg gegangen war, nachdem er selbst einmal als Wassertherapeut angefangen hatte. Genau an diesem Punkt möchte ich meine Geschichte der Hydrotherapie oder Wasserbehandlung abschließen. Anstatt eine revolutionäre Bewegung zu werden, wurde sie nur eine Reformbewegung; anstatt aufzurufen zu radikalen Änderungen in den Lebensgewohnheiten,versucht sie nur Wasser anstelle von Medikamenten zu setzen in Form von Bädern, heißen und kalten Anwendungen, Einläufen, Duschen, Packungen, warmen Umschlägen, nassen Laken usw. Solches hat jedoch keinen Platz in der natürlichen Gesundheitslehre.

Getränke

Ich bezeichne nur reines Wasser als Getränk. Keine andere Flüssigkeit als allein Wasser verdient die Bezeichnung Getränk. Andere Flüssigkeiten, die üblicherweise als Getränke bezeichnet werden, sind entweder Nahrungsmittel oder Gifte und sollten auch mit dieser Bezeichnung bedacht werden. Durst ist ein Verlangen nach Wasser, nicht nach Nahrung oder für ein sogenanntes Getränk. Fruchtsäfte, Milch usw. sind Nahrungsmittel und sollten auch als solche betrachtet werden.

Der Körper besteht überwiegend aus Wasser und sein Wassergehalt ist während seiner Wachstumsperiode größer als zu den anderen Perioden. Wasser fördert alle Ernährungsprozesse, angefangen von der Verdauung über Absorption und Zirkulation durch den Körper bis hin zur Assimilation und Abscheidung und Ausscheidung. Es ist wesentlich an der Regulierung der Körpertemperatur beteiligt, wobei es ähnlich arbeitet wie Wasser in einem Autokühler.

Einige der wichtigsten Aufgaben des Wassers im Körper sind:

1. Es ist ein **unentbehrlicher Bestandteil** aller Gewebe und Zellen und aller Körperflüssigkeiten – wie Blut, Lymphe, Drüsensekrete usw.
2. Es hält die **Nährstoffe in Lösung** und dient als Transportmittel der Nahrung zu den verschiedenen Teilen des Körpers.

3. Es hält **Abfallstoffe und Gifte** in Lösung und dient als Transportmittel zur Ausscheidung dieser aus dem Körper.
4. Es hält die verschiedenen **Schleimhäute** des Körpers weich und verhindert Reibung auf ihren Oberflächen.
5. Es ist wichtig zur Regulierung der **Körpertemperatur**.

Der Körper gibt fortwährend Wasser ab und dies muß erneuert werden. Es deckt den größten Teil seines Wasserbedarfs aus der Nahrung in Form von Säften. Anderes Wasser wird als Getränk zugeführt. Ein guter Teil des aufgenommenen Wassers wird ein integrierter Teil der Gewebe. Frisches Regenwasser und dampfdestilliertes Wasser sind am besten. Destilliertes Wasser ist nicht tot, wie manche Leute irrtümlicherweise sagen. Trinkwassser sollte so rein wie möglich sein. Hartes Wasser, Mineralwasser usw. enthalten beträchtliche Mengen an Mineralien und sind gemäß der enthaltenen Menge der Mineralstoffe schädlich. Die Annahme, daß Mineralwasser heilkräftig sei, ist schon sehr alt und hat unzähligen Menschen großen Schaden zugefügt.

Eines der Dogmen der modernen Wissenschaft ist der Lehrsatz, daß der Mensch eine bestimmte Menge Wasser täglich trinken sollte. Man rät den Menschen, sie sollten tägliche eine Mindestmenge trinken, ohne Rücksicht auf Art und Menge ihrer Nahrung, der Art der Umwelt (Klima, Jahreszeit, Beschäftigung usw.) und ohne Beachtung des instinktiven Verlangens des Körpers. Selbst, wenn sie nicht durstig sind, so rät man ihnen, trotzdem zu trinken. Sie werden dringend angehalten, sich anzugewöhnen, in regelmäßigen Abständen ein Glas Wasser zu trinken.

Ich glaube nicht an das routinemäßige Trinken, genau so wenig, wie ich an routinemäßiges Essen glaube. Es gibt und es gab nie eine Notwendigkeit, irgendeine bestimmte Menge Wasser pro Tag zu trinken. In Wirklichkeit haben viele Menschen jahrelang gelebt, ohne soviel Wasser zu trinken.

Eine besondere Eigenart dieses Dogmas des vielen Wassertrinkens ist es, daß es gerade von solchen Befürwortern vorgebracht wird, die den Rat erteilen, niemals zu essen, wenn man nicht richtig hungrig ist. Auch tun es die, die predigen, daß man sich nur zu drei Viertel satt essen soll. Warum soll man nun trinken, ohne Durst zu haben? Ist das sinnvoller, als ohne Hunger zu essen? Weiß nicht der Körper genau, wann er Wasser braucht?

Die große Bedeutung von reinem Wasser muß erkannt werden, aber alle in diesem Kapitel aufgezeigten Tatsachen über das Wasser lehren nicht, daß wir fortwährend Wasser in unseren Magen füllen sollten. Der Wasserbedarf variiert gemäß Jahreszeit und Tätigkeit und anderen Faktoren. Ein Mensch, der körperliche Schwerarbeit in sommerlicher Hitze durchführt, benötigt mehr Wasser als ein Büroangestellter, der im Schatten sitzt, nur einen Bleistift bewegt oder die Tasten einer Büromaschine drückt. Wir brauchen im Sommer mehr Wasser als im Winter, mehr bei Tätigkeiten am Tage, als bei Schlaf in der Nacht. Je mehr Nahrungsmittel jemand verzehrt, desto mehr Wasser braucht der Körper.

Der fastende Mensch hat wenig Durst. Der Mensch, dessen Hauptemährung aus frischem Obst, Salaten und Gemüse besteht, erhält dadurch große Mengen Wasser in seiner reinsten Form. Ein solcher Mensch braucht weniger zu trinken, als einer, dessen Kost überwiegend konzentriert und trocken ist. Die Wasserbedürfnisse des Körpers hängen auch vom Alter, Geschlecht, Tätigkeiten, Jahreszeit, Klima usw. ab. Es wird eine gewisse Menge Wasser nach den jeweiligen Bedingungen gebraucht, aber es gibt für den Körper keinen Unterschied, woher er das Wasser erhält. Er ist völlig zufrieden mit Säften von Früchten und Gemüsen. Kinder mit Milchernährung oder Erwachsene, die ausreichend saftige Früchte und fleischige Gemüse essen, haben wenig oder gar kein Verlangen nach Wasser. Die Menge an Feststoffen in der Milch ist sehr gering. Sie besteht fast ausschließlich aus Wasser. Der Anteil des Wassers in der Milch ist größer als der Anteil des Wassers im Körper des Kindes. Daher gibt es keinen Grund, dem Kind noch zusätzlich Wasser zu geben. Wenn dem Kind Fruchtsäfte zusätzlich zur Milch gegeben werden, dann besteht überhaupt kein Grund, ihm noch weiteres Wasser einzutrichtern. Dies habe ich bei verschiedenen Kindern bewiesen. Sie brauchten in ihrem ersten Lebensjahr kein Wasser, außer dem, das in ihrer Milch und den Fruchtsäften enthalten ist. Ihr Wachstum wird über dem Durchschnitt liegen.

Wie sieht es bei den Erwachsenen aus?

Die meisten grünen Gemüse, Salate und frischen Früchte enthalten einen größeren Anteil Wasser als der Körper eines Erwachsenen enthält. Wenn die Ernährung aus genügend Lebensmitteln dieser Art besteht, dann wird wenig oder gar kein Wasser benötigt.

Dr. Lamb aus England hat den Standpunkt vertreten, daß der Mensch von Natur aus kein trinkendes Tier ist. *Dr. Alcott* und andere Vertreter der vegetarischen Lebensweise bewiesen durch direkte Versuche, daß diejenigen, die eine ausschließlich vegetarische Ernährung durchführten und dabei einen Großteil ihrer Kost aus saftigen Früchten und fleischigem Gemüse bestritten, gesund blieben ohne Wasser zu trinken. *Sophie Lepel* aus England verurteilte ebenfalls die Verwendung von Wasser.

Wenn einem Menschen oder einem Tier eine übermäßige Wassermenge zwangsweise eingetrichtert wird, so ergeben sich daraus alle Symptome einer Alkoholvergiftung. Nichts wird durch übermäßiges Wassertrinken gewonnen. Übermäßiges Wassertrinken führt dazu, die menschlichen Gewebe und Flüssigkeiten aufzuschwemmen und die Vitalität der Zellen herabzusetzen. Die Fähigkeit des Blutes, Sauerstoff aufzunehmen und zu befördern, wird reduziert und der Körper ist geschwächt. Man schwitzt mehr, wenn man mehr trinkt, aber auch übermäßiges Schwitzen ist schwächend. Eine Beobachtung zeigt, daß diese Menschen, die am meisten unter der Sommerhitze leiden, auch die sind, die am meisten trinken. Natürlich schließen wir daraus, daß sie mehr trinken, weil die Hitze großen Durst verursacht. Wenn diese Menschen veranlaßt werden können, weniger zu trinken, so wird sich auch ihr Schwitzen verringern. Dadurch zeigt sich, daß zu vieles Trinken hauptsächlich für das Schwitzen verantwortlich war.

Ich meine nicht, daß ein kleiner Überschuß an Wasser besonders schädlich ist, aber ich glaube, daß die sicherste Regel bezüglich des Trinkens die folgende ist: Man trinke nur so wenig, wie der Durst es verlangt!

Ich war nie in der Lage, irgendeinen vernünftigen Grund zu finden, warum wir grundsätzlich eine gewisse Menge Wasser pro Tag trinken sollen, nur weil irgendjemand willkürlich bestimmt hat, daß wir soviel Wasser benötigen. Ich kenne keinen vernünftigen Grund, warum wir Wasser zu uns nehmen sollen, ohne daß ein echter physiologischer Bedarf vorliegt, wie er durch Durst ausgedrückt wird. Ich bin davon überzeugt, daß es viele Menschen gibt, die sich durch zu vieles Trinken selbst schädigen.

Dr. Trall verurteilt streng die »unqualifizierte Angewohnheit des Trinkens von großen Wassermengen« und sagt: »*Ich habe nicht geringes Unheil davon kommen sehen.*« Die Ärzte *Dr. Shew, Cully, Johnson, Wilson* und *Rausse* von der hydropathischen Schule rügten streng und richtigerweise die übertriebene Empfehlung des Trinkens großer Wassermengen, wie sie in vielen Veröffentlichungen über Wasserheilkuren enthalten ist. *Dr. Tilden*, der genau wie ich, einst ein Befürworter des vielen Wassertrinkens war, hat später diese Praxis verurteilt. *Dr. Lindhar* hat diese Angewohnheiten auch nicht empfohlen. Sollen wir nun sagen, daß alles Wasser, das unser Instinkt fordert, aufgenommen werden soll? Wenn ja, wieviel fordert der Instinkt? Was ist eine instinktive Forderung nach Wasser? Wieviel unseres gegenwärtigen Durstgefühls basiert auf Gewohnheit?

Wassertrinken kann eine Angewohnheit werden, genau wie irgend etwas anderes, was wir tun. Wer sich angewöhnt hat, große Mengen Wasser zu trinken, wird ein »Verlangen« nach viel Wasser haben. Andererseits verursacht das Essen von Salz, Gewürzen, Geschmackstoffen, fetten Speisen, konzentrierten Nahrungmitteln, Fleisch- und Wurstwaren, Eier, Käse, Zucker, Stärke usw., eine Reizung, die im allgemeinen mit Durst verwechselt wird. Aber Wasser wird solchen »Durst« nicht stillen. Man kann seinen Magen alle fünf Minuten mit Wasser überschwemmen und immer noch »durstig« sein. Wenn der Betreffende sich des Trinkens enthält, wird er feststellen, daß sein angeblicher Durst viel früher aufhört. Man hat argumentiert, daß Leute sich starken Getränken zuwenden, weil Wasser solchen »Durst« nicht stillt. Vielleicht ist dies oft wahr. Wenn man den angeblichen Durst aushält, so wird er durch die normalen Sekretionen befriedigt und der fast unwiderstehliche Drang nach Wasser wird verschwinden.

Die Sekretionen des Körpers »verarbeiten und mäßigen« die Reizungen durch falsche Nahrung, wenn kein Wasser getrunken wird. Aber das Gefühl, das durch solche Reizungen hervorgerufen wird, ist ein reales Durstgefühl, auch wenn solcher »unstillbare« Durst abnorme Mengen Wasser verlangt. Der Körper verlangt nach Wasser, um schädliche Kost in Lösung zu halten, die schwach genug ist, damit die ungesunden Würzstoffe den Körpergeweben keinen Schaden zufügen können. Dieser sogenannte falsche Durst ist ein unnormales Verlangen aufgrund einer unnormalen Situation und muß befriedigt werden. Das Verlangen nach »starken Getränken« ist kein natürliches Verlangen. Aber wenn wir ihm nachgeben, fühlen wir tatsächlich, daß der Alkohol die negativen Auswirkungen dieser Reizungen auffängt. Allerdings haben solche Alkoholika einen Schwarm von anderen Übeln im Gefolge. Ein solches Übel ist das Betäuben der Nerven, so daß sie nicht mehr die wahre Situation dem Gehirm »übermitteln« können, ja, sie »übermitteln« nichts mehr.

Allen diesen Punkten begegnet man mit einem einzigen Schlag. Sorgen Sie von Anfang an dafür, daß Sie nicht in eine solche Lage kommen. Essen Sie nichts anderes als die natürliche Kost aus Früchten, Nüssen, Salaten und Gemüse. Diese führen keine Reizungen herbei, und wenn sie sich nicht mit getrockneten Früchten oder Nüssen vollstopfen, gibt es auch keinen Durst.

Wieviel Wasser sollte man trinken? Ich weiß es nicht. Wieviel soll man essen, atmen oder schlafen? Sie werden antworten: *»Soviel wie die Natur verlangt.«* Angenommen, wir sagen das Gleiche bezüglich des Wassertrinkens. Wieviel verlangt die Natur? Dies hängt von einer Reihe von Umständen und Bedingungen ab, wie z.B. die Menge und Art der Nahrung, Menge und Art der Tätigkeit, Klima, Alter, Geschlecht usw. Keine einfachen Standardregeln können in dieser Angelegenheit aufgestellt werden. Die intelligente Person wird dies auch gar nicht versuchen. Es wird oft behauptet, daß unser Körper ein gewisses Minimum an Wasser täglich braucht. Das ist sicher wahr, aber daraus folgt auf keinen Fall, daß wir diese Menge täglich immer trinken sollen. Wir können vielleicht zwei Drittel der Menge oder alles aus unserer täglichen Nahrung erhalten.

Trinken während der Mahlzeiten

Es gibt viele, die das Trinken während der Mahlzeiten befürworten, obwohl Tiere und Wilde sich zu dieser Zeit immer des Trinkens enthalten. Das Trinken während der Mahlzeiten oder kurz danach ist nicht mit einer guten Verdauung zu vereinbaren. Während des Essen ergießen sich große Mengen an Verdauungssäften in den Magen. Wenn sie nun trinken – ob Wasser oder andere Getränke – so werden diese Säfte verdünnt. Wasser durchläuft den Magen in 10 bis 15 Minuten und trägt die Verdauungssäfte mit fort. Die Nahrungsmittel werden dieser Säfte beraubt und die Verdauung wird stark verzögert. Gärung und Fäulnis folgen. Das Trinken von Wasser und anderen Getränken führt zu einer Versiegelung der Nahrung. Die Nahrung wird heruntergespült, anstatt richtig gekaut und eingespeichelt zu werden. Viele Lebensmittel sind trocken und benötigen Speichel, ehe sie verschluckt werden können. Das Herunterspülen mit Getränken verhindert diese ersten und notwendigen Schritte der Verdauung. Das Fortlassen des

Trinkens veranlaßt die Mundspeicheldrüsen, den Flüssigkeitsbedarf durch einen ausreichenden Fluß der verdauenden Säfte zu decken. Das Trinken bei den Mahlzeiten oder sofort danach führt zu einer Erweiterung des Magens. Chronische Magenverstimmung, Gastritis, Geschwüre und sogar Krebs kommen in ihrer logischen Reihenfolge. Die Menschen, die Obst, grüne und fleischige Gemüse und Salate essen, Gewürze meiden, ihre alten Trinkgewohnheiten besiegt haben, diese Menschen werden wenig Grund zum Trinken zu irgendeiner Zeit haben und auch keinen Grund haben, während des Essens zu trinken. So brauchen sie auch keine Angst zu haben, daß dadurch ihre Gesundheit leidet. Im Gegenteil, ich kann Ihnen versichern, daß es Ihnen schnell besser gehen wird.

Trinken zu den Mahlzeiten ist ein häufiger Grund, zuviel zu essen. Der Appetit wird angeregt und oft enorm gesteigert. *Dr. Trall* sagt: *»Einige Menschen haben sich gerühmt, einen Heißhunger zu haben, der durch das Trinken von viel Wasser hervorgerufen wurde. Jedoch kann ich die Vorteile eines solchen* Heißhungers *nicht begreifen. Ein solcher ist im allgemeinen das Anzeichen einer außerordentlichen krankhaften Reizung des Magens«.*

Mineralwasser

»Gemäß der Theorie der Anti-Naturalisten«, sagt *Dr. Oswald, »arbeiten die Instinkte des Menschen für seinen Ruin; alles, was unseren Sinnen angenehm ist, muß schädlich sein; Widerwärtiges und Gesundheitsförderndes sind Synonyme. Jedem in der Chemie oder Botanik bekanntem Gift weisen sie heilende Wirkungen zu; süßen Pflänzchen, Früchten, frischer Luft und kaltem Quellwasser dagegen*

nur alle möglichen krankmachenden Eigenschaften. Aber um konsequent zu sein, machen sie eine Ausnahme zu Gunsten von Mineralquellen. Quellen, die mit viel Eisen und oder Schwefel gesättigt sind und dadurch schließlich übelkeitserregend sind, müssen daher hohe Heilkräfte besitzen. Einsame Bergregionen, die solche Quellen haben , wurden der beliebteste Zufluchtsort von Kranken; Magenkranke reisen Tausende von Kilometern, um eine Quelle aufzusuchen, deren Wasser wie eine Mixtur von faulen Eiern und Terpentin schmeckt.« Salz- und schwefelhaltige Quellwasser sind abführend, denn der Darmkanal beeilt sich, diese schädlichen Wasser schnell wieder loszuwerden. Ein Aufenthalt in einem Badeort verführt den Dickdarm, sich auf das mineralische Reizmittel zu verlassen. Daher kommt auch die chronische Verstopfung, die so oft nach der Rückkehr vom Kurort eintritt. Nachdem das Reizmittel nicht mehr gegeben wird, legen die ermüdeten Organe sich zur Ruhe nieder.

Dr. John H. Tilden

Die Bedeutung von reinem Wasser

Wasser wird im allgemeinen nicht als Nahrung betrachtet. Es ist jedoch genau so wichtig wie Nahrung. Ein Mensch kann 40 bis 100 Tage ohne Nahrung leben, aber ein Überleben über sieben Tage hinaus ohne Wasser ist unwahrscheinlich. Wasser sollte so weit wie möglich aus der Nahrung bezogen werden. Es reicht aus, den Bedarf an Wasser aus dem Verzehr von frischen Früchten, Salaten und Gemüse zu decken, da diese bis zu 90% Wasser enthalten. Die Menge Wasser, die von einer Durchschnittsperson täglich aufgenommen wird, beträgt etwa 1 1/2 bis 2 Liter. Dies kann unter verschiedenen Umständen variieren. Im Sommer wird mehr Flüssigkeit gebraucht als im Winter. Der Körper verwendet Wasser als Kühlmittel durch Verdunstung und daher benötigen wir im Sommer mehr davon. Andererseits neigen wir dazu, im Sommer Lebensmittel mit einem höheren Wassergehalt zu verzehren, wie z. B. Melonen, Pfirsiche, Trauben, Tomaten usw. Arbeitende Menschen verbrauchen natürlich mehr Wasser aufgrund der Tatsache, daß körperliche Tätigkeit innere Hitze produziert, die abgeleitet werden muß, indem Wasser über die Lungen und die Haut verdunstet.

Wasser ist lebensnotwendig

Wasser ist beim Aufbau aller Gewebe beteiligt und macht etwa 65% des Körpergewichts aus. Dieser Prozentsatz variiert allerdings bei den verschiedenen Menschen aus vielerlei Gründen.

Wasser ist als eines der wichtigsten Substanzen für den Körper zu betrachten.

Wasser soll rein sein

Regenwasser wird als das reinste natürliche Wasser betrachtet. Das ist aber inzwischen zweifelhaft aufgrund der weitverbreiteten Luftverschmutzung. Aber wenige Menschen finden Geschmack am Regenwasser, denn es hat keinen bestimmten Geschmack bzw. überhaupt keinen Geschmack. Es ist eine Tatsache, daß man an Wasser gewöhnt ist, dem der Gehalt von irgendwelchen Mineralsalzen etwas Geschmack gibt. Andererseits wird Wasser mit einem hohen Mineralgehalt abgelehnt, besonders wenn es sich um Mineralstoffe wie Gips, Schwefel, Eisen usw. handelt.

Im Wasser gelöste Mineralien verstopfen und verkrusten den Körper

Was man »hartes Wasser« nennt, ist in Wirklichkeit Wasser, das viele Mineralstoffe enthält. Brunnen in kalkhaltigen Gebieten der Erde liefern Wasser, das stark mit Kalk gesättigt ist. Solches Wasser ist nicht gut zum Trinken geeignet. Menschen, die in solchen Gebieten leben, werden durch das Trinken dieses Wassers mit Kalkablagerungen geplagt.

Es ist notwendig, sich möglichst reines Wasser zu beschaffen. Das ist genau so nötig wie natürliche Nahrung. Nichts sollte in den Körper gehen, das nicht so rein ist, wie man es überhaupt beschaffen kann. Unreines Wasser ist die Ursache vieler Krankheiten sowie allgemeiner körperlicher Degenerationserscheinungen.

John A. Vance

Wasser in der Nahrung

Wasser wird im Körper schnell verbraucht. Es muß daher so schnell ersetzt werden, wie es verbraucht wird. Der Körper benötigt im Sommer mehr Wasser als im Winter. Somit sollte im Sommer mehr Wasser getrunken werden als im Winter. Ihr Verdauungsapparat produziert etwa 6 1/2 Liter Verdauungssäfte täglich. Es ist klar, daß der Körper viel von seinem Körperwasser wieder verwertet, aber er kann bei Wassermangel nicht ordentlich arbeiten.

Früchte und saftige Gemüse bestehen überwiegend aus Wasser in bester Qualität. Wenn die Nahrung hauptsächlich aus Obst, Salate und Gemüse besteht, so ist es nicht erforderlich, viel Wasser zu trinken, wenn es überhaupt nötig ist. Die Art unserer Lebensmittel, die wir verzehren, bestimmt in weitem Umfang unseren Wasserbedarf. Wenn wir natürlich leben, brauchen wir kein Wasser zu trinken. Aber wenn wir Stärke essen, benötigen wir eine Extraportion Wasser, und wenn wir gekochtes Essen zu uns nehmen, brauchen wir auch eine reichliche Flüssigkeitsmenge.

Man sollte nur reines Wasser trinken. Wenn Sie nicht sicher sind, daß Ihr Wasser rein ist, dann beschaffen Sie sich destilliertes Wasser. Sie können Ihr destilliertes Wasser auch mit einem Destilliergerät selbst herstellen.

Jethro Kloss

Wasser und Gesundheit

Hartes oder mineralisiertes Wasser enthält Lösungen von Magnesium, Eisen, Kalk und anderen Mineralien, ferner Jod, Arsen und Schwefel, das einen »medizinischen« Geschmack hervorruft. Diese Wasser werden oft für »Kuren« bei chronischen Krankheiten benutzt. Es muß aber gesagt werden, daß diese Mineralwasser zum Trinken völlig ungeeignet sind. Diese sogenannten »Heilwasser« haben nur geringe oder überhaupt gar keine Reinigungsfähigkeiten, meistens kann man noch nicht einmal Seifenschaum damit herstellen.

Neben reiner Luft gibt es nichts anderes, was so wichtig für die Erhaltung des Lebens ist, wie reines Wasser. Das gilt auch für den menschlichen Körper. Ein Mensch kann sich langer am Leben erhalten, wenn er nur Wasser und seine Körperreserven zu Verfügung hat, als wenn er eine ungeeignete minderwertige Kost verzehrt. Eine richtige Ernährung deckt meistens unseren Wasserbedarf.

Wasser verändert sich nicht innerhalb des Körpers, aber es ist absolut notwendig für den Ablauf lebenswichtiger Funktionen. Es spielt die Hauptrolle im Transportsystem des Körpers, und es hat noch viele weitere Aufgaben zu erfüllen. Das Kreislaufsystem hängt ausschließlich vom Wasser ab. Wasser ist das Lösemittel, in dem sich die roten Blutkörperchen bewegen. Es transportiert unsere Nährstoffe. Es transportiert auch unsere Abfälle zu den Ausscheidungsorganen. Als Hauptbestandteil des Speichels ist es eine notwendige Verdauungshilfe. Im Blut befördert und verteilt es die Nährstoffe zu den Zellen, in denen die Erneuerung und der Aufbau des Körpers erfolgt. Es gibt keinen anderen Stoff, der für diese Aufgabe im Körper geeigneter ist als Wasser. Es zirkuliert durch die allerfeinsten Kapillaren und geht sogar durch Membrane in Teile hinein, die durch Öffnungen nicht zugänglich sind.

Wasser ist lebenswichtig für die Ernährung und Ausscheidung

Wasser verläßt laufend den Körper durch die verschiedenen Ausscheidungsorgane, entweder durch die Haut, die Nieren oder Lungen. Wenn die Nieren gestört sind, gibt es ernste Beschwerden. Die trockene Luft, die dauernd in die Lungen eingeatmet wird, nimmt Feuchtigkeit von den Lungenbläschen auf. Daher ist es nötig, den Körper fortlaufend mit reichlich reinem Wasser zu versorgen. Die Durchschnittsperson scheidet etwa 2 1/2 Liter Wasser in 24 Stunden aus und eine gleichhohe neue Zulieferung muß erfolgen, damit die Fließfähigkeit des Blutes erhalten bleibt. Menschen, die schwer arbeiten oder anstrengenden Sport betreiben, benötigen natürlich mehr Wasser als solche, die dieses nicht tun.

Richtige Ernährung enthält ausreichend Wasser

Es kann festgestellt werden, daß richtige Ernährung keine zusätzliche Wasserversorgung braucht. Menschen, die viel gekochte Nahrung verzehren sowie tierische Produkte, stärkehaltige Nahrungsmittel und Salz, Pfeffer, Gewürze, Kräuter und andere Geschmacksmittel verwenden, benötigen übermäßige Wassermengen zur Lösung dieser den Körper belastenden Dinge und zur Reinigung des Körpers.

Menschen, die Früchte, Salate und Gemüse in frischem rohem Zustand essen und tierische Produkte, gekochte Nahrungsmittel und stärkehaltige Kost und Gewürze meiden, brauchen wenig Wasser. Früchte, Salate und Gemüse bestehen zu über 85 % aus Wasser. Wasser ist die einzige Substanz, die den Durst wirklich löscht. Andere Getränke löschen den Durst nur mit ihrem Wasseranteil. Sie sind in dem Maße ungesund, wie sie schädliche Stoffe enthalten.

Verstopfung der Hautporen verursacht Tod

Die Haut hat verschiedene unerläßliche Aufgaben für den Körper durchzuführen, wobei die Ausscheidung die wichtigste ist. Diese Tatsache kann leicht demonstriert werden dadurch, daß durch einen Überzug der Haut mit einer Lackschicht unweigerlich nach relativ kurzer Zeit der Tod eintritt. Millionen kleine Schweißdrüsen sind dauernd aktiv dabei, Verunreinigungen und Abfälle aus dem Blut herauszufiltern. Solche Abfälle vergiften den Körper und verursachen den Tod, wenn sie zurückgehalten werden. Die Haut ist ein Organ der Atmung, obwohl diese Arbeit in größerem Ausmaße von den Lungen getan wird. Die Haut absorbiert Sauerstoff und gibt giftige Gase ab.

Bei einigen niederen Tieren wird alle Atmungsarbeit nur von der Haut durchgeführt. Die Haut nimmt nicht nur Sauerstoff auf, sondern auch Flüssigkeiten. Wenn Sie einige Zeit in einem warmen Bad liegen, kann ihr Gewicht erheblich zunehmen. Matrosen, die kein Frischwasser haben, benässen ihre Kleidung mit Meerwasser, und die Haut nimmt Wasser auf, wobei die gelösten Salze nicht mit aufgenommen werden.

Ohne Wasser keine richtige Hautfunktion

Die Haut hilft, die Körpertemperatur auf der richtigen Höhe zu halten. Sie ist nichtleitend und dicht, wodurch zu einem großen Teil weitgehend verhütet wird, daß die notwendige Körperwärme entweicht. Wenn der Körper überhitzt wird durch Anstrengungen, Fieber oder äußere Hitze, wird diese überschüssige Wärme durch das Körperwasser nach außen geleitet und wir schwitzen. Dies ist ein Prozeß, der Wärme verbraucht. Wenn man während eines Fiebers reichlich Wasser trinkt, so erleichtert dies die Reinigung und verstärkt das Schwitzen. Die Feuchtigkeit verdunstet durch die Schweißdrüsen und dadurch wird ein starker Kühlungseffekt erzielt.

Die Haut ist auch das Hauptorgan für das Berührungs- und Temperaturempfinden. Es ist das ausgedehnteste Empfindungsorgan des Körpers. Die Haut ist außerordentlich stark mit Nerven ausgestattet. Das ist auch der Grund, warum Wasser für die Erhaltung des Nerven-Gleichgewichts schnell wohltätig wirkt.

Jede Körperöffnung an der Oberfläche ist von einer Schleimhaut eingefaßt. Schleimhaut umgibt auch die Luftwege, die Lungen, die Därme, die Harn- und Geschlechtsorgane, kurz alle inneren Kanäle, die Luft, Nahrung und Abfall transportieren. Die Schleimhaut ist eine innere Haut, die genau wie die äußere Haut aufnimmt und ausscheidet. Sie scheidet Unbrauchbares aus und gibt Nützliches ab.

Gifte werden durch die Haut ausgeschieden

Die wichtige Rolle, die die Haut bei der Ausscheidung von Abfällen und Giften spielt, wird augenscheinlich durch aufdringlichen Schweißgeruch. Er hat einen klar erkennbaren Geruch nach Tabak, wenn jemand raucht oder priemt. Das gilt in ähnlicher Weise für viele anderen geruchsintensiven Substanzen, besonders für Senföle, wie sie in Zwiebeln, Knoblauch usw. enthalten sind. Ein laufender, fortdauernder Stoffwechsel ergibt einen Strom giftiger Ausscheidungsstoffe. Wenn diese nicht ausgeschieden werden, würden wir in kurzer Zeit sterben. Körpergifte kommen aus den Urinleitungen, der Galle und Gallenblase usw. Sie müssen immer schnell ausgeschieden werden. Die wundervolle Anwendung des Wassers durch den Körper wird hierbei sehr gut demonstriert. Reines Wasser löst Gifte schnell auf, wenn es mit ihnen in Kontakt kommt, und sie werden dann durch den Kreislauf zu den dafür vorgesehenen Ausscheidungsorganen transportiert - Leber, Haut, Nieren, Därmen sowie Lungen. Von dort aus werden die Gifte aus dem Körper herausbefördert.

Mineralhaltiges Wasser belastet den Körper

Es ist festzustellen, daß Körperzellen nur reines Wasser verwenden können und nicht verwertbare Substanzen, wie z. B. anorganische Mineralstoffe zurückweisen. Diese müssen wieder ausgeschieden werden. Überschüssige Mineralien, die nicht ausgeschieden worden sind, werden irgendwo im Körper abgelagert, wo sie zunächst am wenigsten Schaden anrichten. Der Schweiß eines Menschen, der Salz ißt, enthält Salz, und wir können feststellen, daß seine Kleidung weiße Schweißränder erhält. Das ist der Beweis, daß es unverdaut durch den Körper hindurchgeht und vom Körper nicht verwendet wird. Mineralhaltiges Wasser hat weniger Lösekraft und ist somit viel weniger von Nutzen für den Körper. Es sei denn, der Körper reinigt es zunächst von seinem Mineralgehalt, etwas was der Körper nur unter großem Aufwand und nicht immer wirkungsvoll tun kann. Der Körper befreit sich von einigen dieser unbrauchbaren Substanzen direkt durch die Haut.

Die Haut hat Millionen von Poren, aus denen laufend Abfallstoffe fließen. Wenn wir schwitzen, bleiben diese auf der Haut zurück, da der Wasserdampf von der Luft aufgenommen wird. Mit der Zeit sammeln sich immer mehr Giftstoffe auf der Haut an und sie können ein Jucken der Haut verursachen. Sofern nicht richtig oder oft genug gebadet wird, können sich die giftigen Abfälle soweit ansammeln, daß sie Gewebeschäden verursachen.

Regelmäßiges Baden ist wichtig für die Gesundheit

Wir wissen alle, daß Menschen, die nicht regelmäßig baden oder duschen, oft einen sehr unangenehmen und aufdringlichen Geruch verbreiten. Menschen, deren Körper durch falsche Ernährung mit Giftstoffen überlastet ist , riechen trotz regelmäßigem Baden oder Duschen unangenehm. Die Giftansammlung behindert und stört die Arbeit der Millionen Hautporen, wodurch die Gifte im Körper zurückgehalten werden. Es ist leicht zu verstehen, warum die Haut mancher Menschen einen schönen gesunden Glanz hat. Das Erscheinungsbild der Haut reflektiert die Gesundheit des Körpers oder seinen gesunden Zustand. Ein mit Giften beladener Körper soll täglich ein Reinigungsbad nehmen. Jedermann sollte mindestens dreimal in der Woche baden. Ein säuberndes Waschen des Körpers mindestens dreimal in der Woche hält die Haut elastisch und rein. Das Bad sollte so unentbehrlich sein, wie es der Spiegel für eine Frau ist. Viele kultivierte und verwöhnte Menschen verbrauchen Stunden damit, ihre Haut mit Seife, Lotions, Cremes usw. kosmetisch zu behandeln. Sie würden schockiert sein zu erfahren, was sie ihrer Haut damit antun. Sie entfernen dadurch schützende Fette und Säuren und verhindern die geregelte Ausscheidung von Körpergiften. Wasser ist das einzige Lösemittel, das auf der Haut benötigt wird, und es ist das einzige Mittel, das in gesunder Weise der Reinigungsfunktion dient. Eine gesunde Haut ist ansprechender und schöner als alle kosmetischen Lieblinge der heutigen Gesellschaft.

Inaktivität der Haut ist die Hauptursache aller Hautkrankheiten. Die Funktionskraft der Haut wird durch die gleichen Faktoren zerstört, die auch Krankheiten verursachen. Verringerte Funktionskraft verursacht eine größere Zurückhaltung von giftigen Abfällen und beschleunigt den Tag, an dem wir durch eine heilende Krise geschwächt werden, das heißt, eine Krise der Reinigung und Wiederherstellung, was als Krankheit bezeichnet wird.

Die Verbindung zwischen der Haut und den Nieren ist sehr eng. Haut- und Nierenstörungen gehen Hand in Hand.

Die Auswirkungen einer ungenügenden Funktion dieser beiden Organe verstopfen den Körper und weitere Störungen entwickeln sich daraus, speziell Lungenkrankheiten.

Der Wert reinen Wassers als gesundheitserhaltenes Mittel war schon bei den alten Völkern bekannt, und Bäder wurden in einem größerem Ausmaß als in unseren modernen Zeiten benutzt. Die großen Seuchen betrafen die alten Völker bei weitem nicht in dem Maße wie unsere direkten Vorfahren im Mittelalter.

Im finsteren Mittelalter kann man feststellen, daß unsere Vorfahren das Baden scheuten und zu Tausenden während der großen Seuchen starben. Die wirkliche Renaissance begann mit der Wiedereinführung der Badepraxis. *Moses*, der Gesetzgeber der Hebräer, befahl seinen Leuten, peinlich sauber zu sein, und er machte das Baden zu einer religiösen Pflicht. Seinem Beispiel folgte *Mohammed*, der seinen Anhängern auferlegte, sich vor jeden der fünf täglichen Gebete zu waschen. *»Sauberkeit gehört zur Frömmigkeit!«* Die Griechen und Römer sind bekannt für ihre luxuriösen Badeeinrichtungen. Sie betrachteten das tägliche Bad als eine Hauptvoraussetzung für die körperliche Gesundheit.

Die berühmtesten Ärzte von *Hippokrates* bis zu *Galen* haben in ihren Gesundheitsempfehlungen besonderen Wert auf die Rolle des Badens gelegt. Es ist zu fragen, warum bei uns im Mittelalter das Baden so in Ungnade fiel. Mit dem Schwinden der Badekuren im Mittelalter begann die andere Seite der Medaille, die Praxis der Verwendung von Medikamenten als logische Folge der Krankheiten. Beides hat sehr dazu beigetragen und kann vielleicht dafür verantwortlich sein, daß die furchtbaren Seuchen und die Pest sich verbreiteten. Baden ist ein natürlicher Instinkt, und überall in der Natur spiegelt sich die einzigartige Bedeutung davon wider. Regen ist ein natürliches Brausebad. Es wirkt Wunder für das Pflanzenleben. Bäume, Sträucher und Pflanzen zeigen sich frischer, heller und richten sich auf, wenn es regnet. Vögel und andere Tiere baden täglich. Wenn unsere Instinkte nicht so entartet wären, würden wir mehr baden, so wie es unsere Mitlebewesen in der Natur tun.

Unsere Intelligenz hat es möglich gemacht, daß wir unsere Instinkthandlungen unterdrücken und fast all unser Handeln pervertieren - ob bei Nahrung, Bewegung, Schlaf, Ruhe, Baden usw. Wir gehen von den natürlichen Dingen ab und fördern erworbene Angewohnheiten. Dabei bemühen wir uns mehr, diese zu befriedigen, anstatt eine Praxis zu befolgen, die unser Wohlbefinden fördert.

Wasser spielt eine sehr wesentlich Rolle im Wohlbefinden, und wir sind gut beraten, seine vielen segensreichen Anwendungsmöglichkeiten zu nutzen.

Dr. William L. Esser

Baden

Im Mittelalter badete man nicht. Der nackte Körper wurde als sündig betrachtet und als Ergebnis davon litt die Sauberkeit. Das Baden, wenn es überhaupt vorgenommen wurde, war eine geheime Sache von Wagemutigen und von reichen Familien. Das Reinigen des Körpers mit Wasser wurde durch die damalige Ärzteschaft als unheilvoll erklärt, als ein schneller Weg zum Tod. Es gab sehr viele Fälle, daß sich Menschen ihr ganzes Leben lang nicht anders gewaschen haben als nur Gesicht, Hände und Füße.

Heutzutage wäre so etwas unvorstellbar. Es gibt wenige, die nicht mindestens zweimal die Woche baden. Aber es gibt viele, die glauben, daß Haarewaschen zu einer Erkältung führt, und ihre Haare deshalb nur einmal pro Monat waschen oder auch nur alle halbe Jahr oder überhaupt nicht. Stattdessen reiben sie die Kopfhaut mit Fett oder Haaröl ein.

Es gibt aber auch Menschen, die das Baden übertreiben. Bei jeder nur möglichen Gelegenheit findet man sie in der Badewanne sitzen, manchmal drei bis viermal täglich. Baden sollte eine schnelle und einfache Sache sein, nicht eine langgezogene Prozedur. Die Wassertemperatur sollte lauwarm bis warm sein, jedoch nicht heiß. Extreme Hitze und Kälte schwächen den Körper. Die vitalen, stabilisierenden Kräfte des Körpers müssen immer eine gleichmäßige Temperatur halten und Kälte oder Hitzeschocks meiden. Die Anpassungsfähigkeit des Körpers ist bemerkenswert, denn Menschen wurden einer trockenen Hitze bei Temperaturen bis zu 125 Grad Celsius ausgesetzt, ohne daß sich ihre Körpertemperatur über normal erhöhte. Ebenso sinkt die Körpertemperatur bei einer Kälte von –35 Grad Celsius nicht ab. Trotz dieser großen Anpassungsfähigkeit erleidet der Körper ernsthafte Schocks, wenn er solchen extremen Bedingungen ausgesetzt wird. In gewissem Umfang ist der Körper auch geschockt und erleidet jedes Mal Energieverluste, wenn er entweder einem sehr heißen oder sehr kalten Bad oder Dusche ausgesetzt wird. Vertreter der Körperpflege und viele Befürworter von Wasserbehandlungen oder Badeärzte werden diesen Aussagen ohne Zweifel heftig widersprechen. Aber ein genaues Studium der sich abspielenden körperlichen Reaktionen beweist die Richtigkeit. Die Körpertemperatur muß bei 37 Grad Celsius gehalten werden, damit die Lebensvorgänge normal funktionieren können. Tritt man nun unter eine Brause, bei der das Wasser nur eine Temperatur von + 5 - 10 °C hat, so muß ein Ausgleich erfolgen. Das gleiche gilt für sehr heiße Bäder. Das Gefühl der Aufmunterung und Anregung ist meist ein Zeichen von Kraftvergeudung. Bei jungen, robusten Menschen folgt diesem Gefühl meistens kein Unbehagen. Bei älteren Menschen mit weniger Nervenkraft folgt jedoch immer eine gewisse Mattigkeit, Müdigkeit, Schwäche, Zittern und andere Schwächesymptome. Die Reaktionen ähneln in vieler Hinsicht denen nach dem Genuß von Alkohol.

Der Sinn des Badens sollte nur in der äußeren Reinlichkeit liegen. Unangenehmer Körpergeruch ist die Folge von mit Giften belastetem Blut. Wer nicht besondere Schmutzarbeit leisten muß, wie z. B. Bergleute, Müller usw., und wer nicht in rauchigen luftverschmutzten Gegenden lebt, sollte wenig Seife verwenden oder gar keine. Stark alkalische Seife sollte vermieden werden. Eine tägliche Abwaschung ist ausreichend, um den Körper auch ohne Seife sauber zu halten. Wenn es erforderlich ist, kann ein mildes Shampoo für die Haare benutzt werden, und es kann genau so oft gewaschen werden wie der Körper. Das Haar sollte in warmen, nicht in heißem Wasser gewaschen werden.

Schwimmen ist eine ausgezeichnete Bewegungsübung, aber es ist nicht gut, in sehr kaltem Wasser zu schwimmen oder in Schwimmbecken, wo das Wasser stark gechlort ist oder mit anderen Chemikalien versetzt worden ist.

Dr. Hereward Carrington

Sie und Ihr Wasser

Sie wissen vielleicht nicht, daß etwa drei Viertel Ihres Körpes aus Wasser besteht! Das Blut und das Gehirn bestehen zu etwa vier Fünftel nur aus Wasser und die Sekretionsflüssigkeiten zu mehr als neun Zehntel ihres Gewichts.

Wasser verläßt fortwährend den Körper in Form von Urin, Schweiß usw. Auch der Kot und der Atem enthalten einen großen Prozentsatz Wasser. Es ist daher klar, daß dem Körper laufend Ersatz gegeben werden muß, um den Verlust auszugleichen. Dies kann nur über die Nahrung und Getränke erfolgen. Die Menge, die von der Haut oder den Lungen absorbiert werden, sind unbedeutend im Vergleich zu den Mengen, die der Körper benötigt. Alle Nahrungsmittel enthalten mehr oder weniger Wasser. Das beginnt mit etwa 2 % in den verschiedenen Nußarten und geht weiter bis zu über 90 % in Lebensmitteln wie Spargel, Sellerie, Rharbarber, Rettich, Melonen, Tomaten usw. Früchte enthalten einen besonders hohen Prozentsatz an Wasser. Aus diesem Grund kann gesagt werden, daß Menschen, die überwiegend von Früchten leben, wenig oder gar kein zusätzliches Wasser zu ihrer Nahrung brauchen. Aber diese Frage soll uns jetzt nicht berühren. Der wichtigste Punkt ist, daß in unserer üblichen »Mischkost« viele konzentrierte, sogenannte »trockene« Nahrungsmittel enthalten sind, so daß eine beträchtliche Menge zusätzlicher Flüssigkeit benötigt wird. Diese muß getrunken werden, damit der Körper in einem guten gesunden Zustand bleibt. Die tatsächlich benötigte Menge hängt von der Art der Ernährung und von der körperlichen Verfassung des Einzelnen ab. Wir verlieren jeden Tag im Durchschnit 1 Kilo bzw. 1 Liter nur über die Haut. Dazu kommen die Verluste durch Urin, Kot, Atmung usw. Wasser ist notwendig, um Abfallstoffe in Lösung zu halten. Es erleichtert die Körperfunktionen und säubert das Körpersystem von Unreinheiten – es transportiert sie zu den verschiedenen Ausscheidungsorganen, von wo aus sie ausgeschieden werden.

Wasser ist besonders wichtig für kranke Menschen

Wenn das Wassertrinken von so großer Bedeutung bei einem Körper ist, den man als »gesund« bezeichnen kann, um wieviel wichtiger ist es dann bei Krankheiten, speziell bei akuten Krankheiten, wenn alle Funktionen abnormal verzögert sind, und Ausscheidungsstoffe schnell zu den Ausscheidungsorganen befördert werden sollen. Man kann feststellen, daß unter solchen Umständen das Wassertrinken von äußerster Wichtigkeit ist. Bei allen akuten Krankheiten rettet die innere und äußere Anwendung von Wasser unzweifelhaft mehr Leben, als irgendeine andere Einzelmaßnahme und Handlung.

Immer mehr Ärzte und Gesundheitsspezialisten haben erkannt, wie wichtig es ist , insbesondere bei akuten Krankheiten, mehr Wasser zu trinken, als wir es normalerweise tun. Mit kaum einer Ausnahme sind diese Fachleute über dieses Thema der Überzeugung, daß »weniger Essen und mehr Wasser« segensreich für die Menschen ist. Allgemein ist bekannt, daß das am meisten verbreitete Übel , an denen die Menschen leiden, die Verstopfung ist. Diese wird überwiegend verursacht durch ungenügendes Wassertrinken. Eine Steigerung der täglich getrunkenen Menge Wasser in Verbindung mit einer richtigen Ernährung wird fast in jedem Fall die Verstopfung - eine Geißel der modernen Menschen, beheben. Drei wichtige Fragen erheben sich sofort in Verbindung mit dem Thema das Wassertrinkens.

Welches Trinkwasser ist am besten für uns geeignet? Wieviel? Wann?

I. Wasserqualität

Zu dem ersten Punkt, der Qualität, kann alles in nur vier Worten zusammengefaßt werden: Je reiner, je besser! Absolut reines Wasser kommt in der Natur in der Praxis nicht vor. Das reinste Wasser ist Regenwasser, das in sauberen Gefäßen aufgefangen wird. Jedoch selbst das ist heute verunreinigt, da es während seines Weges durch die Luft Schmutzstoffe und giftige Gase aufgenommen hat. Filter sind eine Farce. Sie trennen die stofflichen Unreinheiten von der Flüssigkeit, aber die winzigen Organismen - das »Leben« im Wasser wird dadurch nicht berührt, genau so wenig wie irgendwelche im Wasser aufgelösten Gase. Kochen tötet im allgemeinen die Mikroorganismen ab (obwohl selbst das zweifelhaft ist), aber es entfernt nicht die nunmehr toten organischen Stoffe aus dem Wasser. Diese bleiben also logischerweise darin. Der Kochprozeß hat also andere Nachteile.

Destilliertes Wasser und Wasser aus Früchten ist absolut rein

Das einzige wirklich reine Wasser ist destilliertes Wasser. Das ist Wasser, das zu Dampf verdunstet, und dabei die festen Bestandteile zurückläßt. Der Dampf wird dann abgekühlt und wieder in Wasser zurückverwandelt. Dieser Vorgang hat keine ernsthaften Nachteile (obwohl es sogar dabei möglich ist, daß bestimmte Gase, die vorher in Lösung waren, auch in den Dampf eingehen). Aber in jedem Fall ist es die beste heute bekannte Methode, um Wasser zu erhalten, das frei von chemischen, mechanischen und organischen Verunreinigungen sowie Keimen ist. Wasser, das in Früchten, Gemüse, Salaten und Kräutern enthalten ist, ist völlig rein.

Mineralisiertes Wasser ist schädlich

Die Wichtigkeit von reinem Wasser ist wirklich nicht zu überschätzen. Als Lösemittel ist es bei weitem wirksamer als Wasser, das bereits gelöste Mineralien oder andere Substanzen enthält. Das Trinken großer Mengen Wasser, das bereits unterschiedliche Salze, Gase, Mineralien usw. in gelöster Form enthält, wird auf ärztliches Anraten in vielen Heilbädern durchgeführt. Dies kann nicht scharf genug verurteilt werden. Alle diese Substanzen sind in hohem Maße für den lebenden Organismus schädlich. *Dr. Trall* sagt: *»Sogenannte* Gesundheitsbrunnen *sind Mineralwässer mit unterschiedlichstem Gehalt an Salzen, Alkalien, eisen- und schwefelhaltigen Bestandteilen, die sie zu schädlichen Getränken für Kranke und Gesunde machen. Die Substanzen, die sie enthalten, sind nicht besser und in der Wirkung nicht zu unterscheiden von Medikamenten aus der Apotheke«*. An anderer Stelle schreibt *Dr. Trall: »Alle medizinischen und mineralischen Quellen sind nur Varianten des Meeres, dem großen Reservoir aller Verunreinigungen, die von Wasser aufgelöst werden können. Niemand denkt daran, diese zu trinken, wenn er gesund ist. Niemand würde es erlauben, daß seine Nahrungsmittel* *darin eingetaucht werden. Aber wenn man krank ist – siehe da – je mehr erdige, salzige, alkalische und mineralische Bestandteile enthalten sind, desto gefragter sind solche Gesundheitswasser! So will es die Mode.«*

Dr. James C. Jackson sagte treffend: *»Jede Frau weiß, daß sie keine Wäsche in hartemWasser waschen kann. Es ist kaum weniger sinnvoll, unser Blut darin zu waschen.«*

Anorganische Mineralien können vom Körper nicht aufgenommen werden

Bei der Beurteilung der Frage über den Wert von mineralhaltigem Wasser braucht man sich nur selbst die Frage zu stellen: Sind Mineralsalze und Gase, die sich im Wasser befinden, für den Körper verwendbar? Entweder müssen diese Dinge als Nahrung verwendet werden (in einem solchen Fall müßten chemische Umwandlungen stattfinden, wobei sich die Natur und die Zusammensetzung der gelösten Salze ändern würde) oder diese Anteile sind nicht vom Körper verwertbar. Im letzteren Fall muß alles durch den Körper in seiner unveränderten Form hindurchgeschleust werden, wobei eine Menge Energie für die Ausscheidung gebraucht wird. Alles geht also genau in der Art und Weise vonstatten, als wenn man ein Medikament oder ein Mineralsalz in einer anderen Form zu sich nehmen würde. Da sie nicht segensreich sein können, müssen sie schädlich sein und die »Heilungen«, die an den verschiedenen Plätzen stattgefunden haben, erfolgten unzweifelhaft trotz des schädlichen Mineralwassers, das getrunken wurde. Der Grund dürfte in der veränderten Ernährungsweise und anderen gesundheitlichen Maßnahmen liegen, die von den Patienten während des Behandlungszeitraums beachtet wurden. Doktor *Rausse* sagt dazu: *»Wenn während einer Kur mit Wasser aus einer Mineralquelle eine vorübergehende Besserung erzielt wird, dann nicht durch die Mineralien im Wasser, sondern durch Bewegung im Freien, durch frische Luft und richtige Lebensweise.«*

Mineralwasser verursacht viele Probleme

Es wird schon zugegeben, daß nicht bekannt ist, inwieweit allein das Trinken von Mineralwasser von Wert ist. *Dr. Arany* bestätigt, daß die Ernährungsweise ein besonders wichtiger Faktor bei einer Kur in Carlsbad darstellt! Es wäre lustig, wenn es nicht tragisch wäre, daß Patienten, die Mineralquellen aufsuchen und dort »geheilt« werden, noch unbedingt eine »Nachkur« haben müssen – eine Kur, um die Kur zu kurieren! Auf den Seiten 86 – 90 des englisch-amerikanischen Führers für Carlsbad werden eine Reihe von Orten angegeben, die man für die Nachkur aufsuchen kann. Wenn die gleiche Menge reines Wasser getrunken würde, anstelle von Mineralwasser, würden ohne Zweifel viel bessere Ergebnisse erzielt. Zur Begründung dafür möchte ich noch feststellen: *»Es ist wertvoll anzumerken, daß in einigen Orten, wo durch Wasser* Wunder *erzielt worden sind, das verwendete Wasser von besonders großer Reinheit und fast völlig frei von mineralischen Bestandteilen ist!«*

Im Gegenteil dazu werden die direkten und stark schädigenden Resultate des Wassertrinkens mit gelöstem Kalzium oder anderen Salzen in dem nachstehenden, längeren Zitat klar aufgezeigt. Es heißt hier folgendermaßen:

»Die festen Bestandteile aus Erden sammeln sich allmählich im Körper an und führen dadurch zu Verknöcherung, Steifheit, Altersschwäche und Tod. Diese Bestand-

teile sind hauptsächlich Kalziumphosphate, Kalziumkarbonat oder Kalk, Kalziumsulphat oder Pariser Gips; dazu gelegentlich Magnesium und andere erdige Substanzen. Wir haben gelernt, daß der Prozeß der Verfestigung des Körpers in der frühesten Kindheit beginnt und sich ohne Unterbrechung fortsetzt, bis der Körper von einem verhältnismäßig elastischen und krafterfüllten Zustand zu einem festen, erdigen steifen untätigen Zustand kommt, der durch den Tod sein Ende findet. Babysein, Kindheit, Jugend, Erwachsensein, Alter und Altersschwäche sind die verschiedenen Stadien des Fortschreitens der Verfestigung oder Verknöcherung. Wir wissen weiterhin, daß der einzige Unterschied des Körpers im Alter im Vergleich zur Jugend in der größeren Dichte, Zähigkeit und Steifheit und in dem höheren Anteil aufgenommener verkalkender Stoffe in seinem System besteht.«

Anorganische Mineralien verursachen Verknöcherungen, Senilität und frühzeitigen Tod

Die Frage stellt sich, was die Quelle der verkalkenden, erdigen Stoffe ist, die sich in unserem Körper sammeln? Es scheint als ein Axiom betrachtet zu werden, daß alle festen Bestandteile des Körpers ständig von Blut aufgebaut und erneuert werden. Wenn dies so ist, dann ist alles, was in diesen Festbestandteilen enthalten ist, aus dem Blut geliefert worden. Die festen Bestandteile enthalten Phosphate und Kalziumkarbonate, die somit aus dem Blut kommen, das diese erdigen Substanzen dauernd in mehr oder weniger großem Ausmaß enthält. Das Blut wird erneuert vom Chylus (= Darmlymphe), der gemäß Analysen immer die gleichen erdigen Substanzen enthält wie das Blut und die festen Teile. Der Chylus wird aus dem Chymus (= Speisebrei im Magen) erneuert und damit letzten Endes aus der Nahrung und den Getränken. Die Nahrung und die Getränke, die den Körper ernähren, müssen daher gleichzeitig die Hauptquelle der kalkreichen erdigen Substanzen sein, die bei der Bildung des Chymus darin eingehen, genau wie bei dem Chylus und dem Blut und die dann schließlich in allen Geweben, Membranen, Gefäßen und Festbestandteilen des Körpers abgelagert werden und dabei Alter, Altersschwäche und natürlichen Tod herbeiführen. *»Normales Tafelsalz, das zur Zubereitung von fast allen Speisen benutzt wird, enthält eine große Menge verkalkender, erdiger Substanzen und ist Ursache einer sehr großen Schädigung animalischer Systeme.«*

Ein Streiflicht über den Salzverbrauch

Ich will die Frage des Salzverbrauchs hier nicht eingehend behandeln, aber ich möchte auf jeden Fall eine oder zwei Anmerkungen zu dieser besonders schädlichen Angelegenheit geben. Salz ist für den menschlichen Organismus überhaupt nicht nötig. Im Gegenteil, es ist in jedem Fall im Verhältnis zu der verzehrten Menge schädlich.

Von Physiologen wurden niemals logische Gründe angegeben, die auch nur einen Augenblick der Prüfung einer ernsthaften Kritik standgehalten hätten, oder die irgendwie bewiesen hätten, daß wir Natriumchlorid (normales Tafel- oder Kochsalz) in anorganischer Form, wie es gegessen wird, benötigen. Dies gilt in gleicher Weise für Kalk oder Pottasche oder Eisen oder Schwefel oder Phosphor oder irgendein anderes mineralisches Element. Alle diese, einschließlich Salz, sind zwar für uns wichtig, aber nur, wenn sie in organischer Form aufgenommen werden wie sie in Früchten und Gemüse vorhanden sind. Tatsache ist, daß Salz eine mineralische Substanz ist und als solche völlig unnötig für den Organismus ist. Es kann nicht mehr Wirkung auf den Körper haben, als wenn man Eisenspäne über die Nahrung streuen würde. Aber genau wie Eisenspäne ist die Wirkung eine Belastung des Körperhaushaltes und verkürzt letzten Endes das Leben. Es unterliegt keinerlei chemischer Veränderung im Körper und kann somit keinen Nutzen abgeben.

Quellwasser enthält eine Menge erdiger Bestandteile, die mit Vorsicht betrachtet werden müssen. Das ist in den verschiedenen Gebieten natürlich unterschiedlich in der Art und in der Sättigung. Es ist errechnet worden, daß Wasser von durchschnittlicher Qualität soviel Kalziumkarbonate und andere Kalziumverbindungen enthält, daß ein Mensch, der täglich eine Durchschnittsmenge trinkt, in vierzig Jahren soviel in seinen Körper aufgenommen hat, daß man davon eine Säule aus festem Kalk oder Marmor formen kann, die so groß wie ein ausgewachsener Mann ist!

Die Kalkmenge im Quellwasser ist so groß, daß nur die täglich aufgenommene Menge allein genügen würde, den Körper zu verstopfen. Die Menschen würden sterben, lange bevor sie zwanzig Jahre alt geworden wären, wenn nicht die Nieren und andere Ausscheidungsorgane den Kalk größtenteils wieder hinaus befördern würden. Jedoch unsere Organe schaffen nur eine Teilausscheidung. Im allgemeinen werden nur acht oder neun Zehntel ausgeschieden, die restlichen ein oder zwei Zehntel verbleiben im Körper. Dieser Vorgang wiederholt sich fortwährend, Tag für Tag, Jahr für Jahr, und diese stabilen Ablagerungen summieren sich soweit, daß die Aktivität und Elastizität der Jugend verlorengeht und eine schwächende Starrheit hervorruft, die dann fälschlicherweise »Altersbeschwerden« genannt wird. Ein bekanntes Beispiel für den Vorgang der

Verkrustung durch Wasserrückstände können Sie in einem Wasserkessel oder Dampfkocher beobachten. Jede Hausfrau weiß, daß ein Gefäß, das dauernd gebraucht wird, bald Kesselstein ansetzt bzw. auf dem Boden und an den Wänden einen harten, steinigen Belag erhält. Vier bis fünf Pfund wogen diese Rückstände, die sich innerhalb von zwölf Monaten angesetzt haben. Sie dürfen aber nicht dem Irrtum unterliegen, daß, wenn soviel Kalkrückstände in einem Wasserkessel gefunden werden, das Wasser nach dem Kochen dann frei von Kalk ist. Es stimmt zwar, daß sich aus dem kochenden Wasser etwas Kalziumkarbonat niederschlägt, aber der Hauptteil der Ablagerungen ist der Rückstand aus dem Teil des Wassers, das verdampft oder verkocht ist!

Dies kann man leicht feststellen, wenn das Wasser vor und nach dem Kochen geprüft wird. Es sind erdige Bestandteile vorhanden, gleichgültig, wie lange man kocht. Filtern ist auch ohne Wert, denn dadurch werden nur im Wasser schwebende Teilchen oder mechanische Teilchen entfernt, während die mineralischen Substanzen, von denen ich gesprochen habe, in Lösung gehalten werden. Quellwasser, mag es noch so klar und durchsichtig erscheinen, enthält immer eine beachtliche Menge schädlicher Mineralstoffe. Daher ist mineralhaltiges Wasser unbrauchbar oder zumindestens nicht gut für Trinkzwecke geeignet. Die einzige Möglichkeit, wie Wasser wirklich rein und für den unbegrenzten Verzehr brauchbar gemacht werden kann, ist Destillieren.

II. Wassermenge

Die tägliche Wassermenge, die Sie zu sich nehmen sollten, hängt von vielen und unterschiedlichen Umständen ab.

Diese sind zum Beispiel folgende:

- Art und Weise der Ernährung
- Temperaturen
- Höhe der Luftfeuchtigkeit
- Umfang der Körperbewegung
- Verfassung, in der sich der Organismus befindet sowie weitere Faktoren.

Wenn die Ernährung überwiegend aus Früchten oder Lebensmitteln besteht, die einen hohen Wassergehalt haben, so liegt es auf der Hand, daß Sie weniger Wasser trinken müssen, als wenn Sie konzentrierte Kost zu sich nehmen. Bei heißem Wetter trinken wir alle mehr als bei kaltem Wetter. Genau so ist es bei intensiver sportlicher Betätigung. Hohe Luftfeuchtigkeit oder trockene Luft beeinflußt die Verdunstung über den Körper und dadurch den Durst. Sie sollten jedoch bei allen Krankheiten soviel Wasser trinken, wie Sie möchten. In der Tat, Sie sollten dem Verlangen nach Wasser immer nachkommen. Es gibt überhaupt keine Krankheit, bei der reines Wasser in vernünftiger Quantität nicht segensreich wäre, vorausgesetzt, daß die Nahrungsaufnahme eingeschränkt wird.

Die Furcht vor dem Trinken von Wasser ist ein schrecklicher Aberglaube, der ohne Zweifel schon bei Tausenden von unglücklichen und getäuschten Opfern zu einem frühen Tod geführt hat. Es ist natürlich auch möglich, zuviel Wasser zu trinken, besonders zuviel kaltes Wasser. Das Wassertrinken sollte immer vom Durst bestimmt werden. Ein Mensch wird normalerweise nie ein größeres Verlangen haben, als für ihn gut ist. Sie sollten nicht zu jeder Tageszeit große Mengen Wasser trinken, d. h. den »Magen überfluten«, wie es ein Autor nennt. Man kann von etwas

Gutem auch zuviel nehmen! Die Wassermenge, die Sie trinken sollten, ist jedoch immer noch ein ungeklärtes Problem. Bei Anerkennung aller Überlegungen zu Beginn dieser Ausführungen ist es jedoch möglich, eine annähernde Menge festzulegen. Bei dieser Frage sind die Meinungen unterschiedlich, wie es auch sonst der Fall ist. Ohne im einzelnen auf das »Für« und »Wider« der Diskussion einzugehen, kann jedoch festgestellt werden, daß unter normalen Bedingungen als grobe Schätzung 1 1/2 bis 2 Liter Wasser täglich benötigt werden. Dieses Wasser kann ganz der Kost entnommen werden, wenn wir die richtige Ernährungsweise haben. Mit Sicherheit kann gesagt werden, daß sich jede größere und langdauernde Verringerung der Mindestmenge früher oder später in Form einer akuten oder chronischen Krankheit niederschlägt.

III. Zeitabstände

Kommen wir nun zu der Frage des Zeitpunktes, wann Wasser getrunken werden soll. Wir können die klare und feste Regel niederlegen, daß niemals bei den Mahlzeiten getrunken werden soll. Mindestens eine Stunde soll nach der Mahlzeit vergangen sein, bevor wieder getrunken werden kann. Wenn während des Essens getrunken wird, so gibt es eine dreifache Wirkung.

Die Nahrungsmittel werden künstlich befeuchtet. Das verhindert so den gesunden Speichelfluß und der anderen Verdauungssäfte. Die verschiedenen Säfte werden in einem unnatürlichen Ausmaß verdünnt.

Die Nährstoffe werden zu schnell durch den Magen in die Därme gespült, ehe sie gründlich verflüssigt und verarbeitet worden sind.

Die Auswirkungen auf das Wohlergehen des gesamten Organismus können nur als nachteilig beschrieben werden.

Zu anderen Zeiten, ob am Tage oder in der Nacht, kann man Wasser beliebig trinken, wobei die Menge jedoch immer vom Durst bestimmt sein sollte.

Dr. R. W. Bernard

Der Gesundheitswert von destilliertem Wasser

Eine Quelle anorganischer Verunreinigungen im Blut ist unser Trinkwasser, speziell Leitungswasser, das mit Chlor und Fluoriden versetzt ist und durch die Beifügung von Aluminiumverbindungen in den Wasserwerken »gereinigt« wird. In jedem Wasser einschließlich Brunnen- und Quellwasser sind anorganische Mineralien enthalten, die der Körper nicht verwenden kann, und die mehr oder weniger schädlich sind. Das reinste Wasser, das frei von allen Mineralien, Chemikalien und Metallen ist, ist destilliertes Wasser. Am besten ist es, wenn man sein eigenes Wasser mit einem Dampfdestilliergerät zu Hause destilliert. Destilliertes Wasser wird aus Wasser hergestellt, daß durch Erhitzen in Dampf verwandelt wird, wobei dann die anorganischen und organischen Verunreinigungen zurückbleiben. Der Dampf wird gekühlt und kondensiert dadurch in reines, destilliertes Wasser. Alle Feststoffe bleiben im Rohwasser der Destillierblase zurück. Das dampfdestillierte Wasser ist rein und besteht nur aus Wasserstoff und Sauerstoff.

Leute, die gegen die Verwendung von destilliertem Wasser sind, bezeichnen es als »totes« Wasser und meinen, daß das Lebenselement im destilliertem Wasser durch den Destilliervorgang abgetötet worden sei. Um dieses Argument zu widerlegen, weise ich darauf hin, daß die Mineralien im normalen Wasser, wie wir es aus Brunnen, Quellen und auch aus der Wasserleitung erhalten, anorganisch sind! Dieses Wasser lebt genau so wenig wie die Mineralstoffe des Bodens. Genau wie die Mineralien des Bodens als anorganische Stoffe nicht vom Körper aufgenommen werden können und bei direkter Aufnahme für den Körper schädlich sind, so ist es mit den Mineralien im Quellwasser. Es ist zuerst erforderlich, daß die Pflanze mit ihren Wurzeln diese Mineralien in eine organische Form verwandelt. Erst dann kann der Körper sie verwenden. Sonst könnten Sie etwas Erde in Wasser auflösen und dann dieses Flüssigkeitsgemisch trinken und glauben, daß Sie auf diese Weise wertvolle Mineralien erhalten. Die Annahme, daß Sie Mineralien durch Trinken von Quellwasser erhalten, ist genauso irrig. Mineralien im Quellwasser stellen nur eine weitgehende Verdünnung der Lösung von Bodenmineralien dar.

Es gibt kein »Leben« in Quellwasser, mit Ausnahme von lebenden Keimen den Mikroorganismen, die darin schwimmen. Während das Kochen diese Keime tötet, verschwinden aber nicht deren tote Überreste. Gekochtes Wasser enthält die zersetzten Körper von Millionen toter Keime. Der einzige Weg, sich davon zu befreien, ist das Destillieren des Wassers. Die Endprodukte der Verwesung der toten Bakterien und Keime sind Indole, Katole, Purine und andere giftige Substanzen. Während man Quell- und Brunnenwasser aufgrund der darin enthaltenen anorganischen Mineralien mehr oder weniger beanstanden kann, ist gechlortes Leitungswasser noch viel schlimmer. Chlor ist ein im ersten Weltkrieg verwendetes Giftgas. In Städten, wo dem Wasser Fluoride beigesetzt worden sind, enthält es kleine Mengen Natriumfluorid, das u. a. als Rattengift Verwendung findet, das zwar nicht sofort akute schädliche Effekte hervorruft, aber eine allmähliche kumulative Wirkung haben kann. (siehe auch *Dr. John Yiamouyiannis* »Früher alt durch Fluoride«).

Alle großen Städte fügen ihren Wasservorräten zur »Reinigung« Chemikalien bei. Das Hauptmittel davon ist Alaun. Auch andere chemische Stoffe werden angewendet. Alle diese Chemikalien sind in dem Wasser enthalten, das wir trinken. *Dr. Holder* behauptet, daß Aluminium im Trinkwasser durch seine kumulative Wirkung wahrscheinlich auch dazu beiträgt, Krebs zu verursachen. Auch Quellwasser ohne beigefügte Chemikalien richtet Schaden an durch seinen Anteil an anorganischem Kalk und anderen Mineralstoffen. Der Unterschied zwischen Jugend und Alter ist nur die Differenz in der Menge der verkalkenden mineralischen Stoffe, die in den Körpergeweben abgelagert wurden, und die alt und steif machen. Die Symptome der Senilität werden durch die langandauernde und allmähliche Anhäufung dieser anorganischen Substanzen im Körper hervorgerufen. Gemäß *Dr. Robatham* enthält hartes Quellwasser soviel Kalzium- und Schwefelkarbonat, daß man ausgerechnet hat, daß eine Person, die eine durchschnittliche Menge davon täglich trinkt, in 40 Jahren soviel in seinem Körper aufgenommen hat, daß sie in eine lebensgroße Marmorstatue verwandelt würde, wenn nicht das meiste davon ausgeschieden worden wäre. Aber etwas verbleibt immer im Körper und verursacht die Verhärtung der Arterien und die Versteifung der Gewebe und Gelenke, trotz der Tätigkeit der Nieren und der Haut, die laufend diese Mineralien ausscheiden.

Dr. de la Torre schreibt: *»Haben Sie je die harten, mineralischen Ablagerungen am Boden Ihres Wasserkessels festgestellt? Dieser* Kesselstein *ist aus den Rückständen und Verkrustungen von Mineralstoffen entstanden, die das* *durch Kochen verdunstete Wasser hinterlassen hat. Dies gibt Ihnen eine gute Illustration des Vorgangs, der sich jeden Tag Ihres Lebens in Ihrem Körper abspielt, wenn Sie hartes Wasser trinken. Wasser wird durch gelöste Mineralstoffe bis zu einem gewissen Grad gesättigt. Über diesen Punkt hinaus dem Wasser beigefügte Mineralien fallen aus, das heißt, sie bilden den Belag in dem Behälter. Wenn wir Wasser kochen, verursachen wir die Verdampfung eines Teiles von ihm. Dadurch fällt der Anteil der Mineralien, die in dem verdampften Wasser in Lösung enthalten waren, auf dem Boden des benutzten Topfes oder Kessels aus.*« Der gleiche Prozeß findet in unserem Körper statt. Durch die Wärme des Körpers verdunstet langsam aber beständig etwas von dem Wasser, das im Körper enthalten ist. In einem gewissen Ausmaß sammeln sich die Feststoffe im Körper und werden in den Geweben abgelagert, es sei denn, Sie haben ein besonders kräftiges Ausscheidungssystem oder die Zufuhr der Mineralstoffe liegt unter der Leistung unserer Ausscheidungskräfte.

Nun lassen Sie mich Ihnen zum Abschluß die nachfolgende Pointe einprägen. Wenn Sie destilliertes Wasser in Ihren Kessel einfüllen, so werden Sie feststellen, daß das destillierte Wasser langsam aber sicher - mit seiner starken Affinität zu Mineralien - beginnt, die Kalkrückstände, die die Verkrustungen auf dem Boden und an den Seiten bilden, aufzulösen. Wenn Sie dann laufend das Wasser, nachdem es einmal mit kalkhaltigen Mineralstoffen gesättigt ist, durch neues destilliertes Wasser ersetzen, dann ist es nur eine Frage der Zeit, bis alle abgelagerten, verkrusteten Mineralstoffe aufgelöst sind. Genau das Gleiche erreignet sich in unserem Körper. Wenn wir Wasser trinken und für die natürlichen Ausscheidungsmethoden sorgen, werden alte Ablagerungen langsam aufgelöst und ausgeschieden.

Diese alten Ablagerungen haben ja unsere Arterien, Muskeln und Gelenke verhärtet und Arteriosklerose, Rheumatismus und Arthritis und Gallenblasen- sowie Nierensteine verursacht. Durch das Verschwinden der Ablagerungen werden die unmittelbaren Ursachen des vorzeitigen Alterns und von Krankheiten beseitigt. Dies gilt insbesondere, wenn wir zusammen mit der Verwendung von destilliertem Wasser auf eine Rohkost-Ernährung übergehen und uns des Reinigungsprozesses, des Fastens unterziehen und die Regeln der natürlichen Gesundheitslehre beachten.

Verwenden Sie anstelle von hartem, chloriertem Wasser nur noch destilliertes Wasser, wenn Sie überhaupt Wasser brauchen!

Ein anderer Grund für Ablagerungen und für Gewebeverhärtung, die zu Krankheiten und vorzeitiger Senilität führen, ist der Niederschlag von Uraten in den Geweben. Urate sind Salze der Harnsäure und ergeben sich aus dem Verzehr von Nahrungsmitteln wie Fleisch, Geflügel und Fisch. Diese Nahrungsmittel bringen Harnsäure in den Körper. Die Infiltration von Salzen der Harnsäure ist auch eine Art der Versteinerung von gewissen Geweben aufgrund der Ablagerungen von Natrium-Harnsäuresalzen mit eingelagerten Karbonaten und Phosphaten. Urate werden normalerweise im Urin gefunden, aber bei krankhaften Zuständen werden sie in Knorpeln, Bändern und Gelenkmembranen abgelagert. Urate ergeben als Depots in der Blase Harnsteine. Ablagerungen können auch in den Händen erfolgen und verursachen Versteifung der Finger, obwohl sie meistens in Füßen, speziell im großen Zeh stattfinden. Diese Art der Degeneration ist die Ursache der Gicht, des Rheumas und der Arthritis. Urate können sich auch absetzen im Endocard (innere, auskleidende Membranen des Herzens), in den Arterien und Nieren (siehe auch *Dr. Paul Bragg* und *Dr. P. C. Bragg* »WASSER - Das größte Gesundheitsgeheimnis«).

Harnsäure-Ablagerungen sind Salze, die sich durch Verbindungen von Harnsäure mit Natrium, Magnesium und Kalzium bilden, die zusammen mit gewissen Mengen an Natriumchlorid und Kalziumkarbonate und Kalziumphosphate und Salzen der Hippursäure gefunden werden. Um die Harnsäure zu neutralisieren, wird das Blut des Natriums und Kalkes beraubt. Genau so wie diese Ablagerungen aus dem Blut ausgefällt werden, so können sie auch wieder aufgelöst werden. Der erste Schritt zur Verhütung der weiteren Bildung dieser Ablagerungen ist die Vermeidung von Fleischnahrung. Den nächsten Schritt bilden Maßnahmen zur Auflösung und Ausscheidung der Harnsäure-Depots. Der beste Weg dies zu tun, ist eine Kost mit säurehaltigen Früchten und die Verwendung von destilliertem Wasser. Beides hilft die Harnsäuredepots in den Arterien und in anderen Teilen des Körpers aufzulösen und auszuscheiden.

Dr. Otto Carque

Tatsachen über Wasser

Wasser ist eine der charakteristischsten Substanzen unseres Planeten. Es kann gleichzeitig in fester, flüssiger und gasförmiger Form vorkommen. Es wurde ausgewählt als Maßeinheit für das spezifische Gewicht für alle anderen Substanzen. Es spielt eine wichtige Rolle im Kreislauf der Elemente auf der Erdoberfläche. Aus den Meeren, Seen, Feldern und Wäldern steigt ein kontinuierlicher Strom Wasser in Form von Dampf in die Atmosphäre. Es wird in kühleren Regionen wieder kondensiert und erscheint dann als Niederschlag wie Regen oder Schnee. Drei Viertel dieser Niederschläge kehren direkt wieder in die Meere zurück, der Rest fällt aufs Land. wo sie sich in Flüssen oder Seen sammeln. Oder das Wasser durchdringt die Erde und wird über Brunnen und Quellen wieder an die Oberfläche zurückgebracht. Wenn Wasser als Regen auf die Erde niedergeht, absorbiert es Kohlendioxid, Ammoniak und andere Gase, die löslich sind, wenn solche in der Luft vorhanden sind. Es wäscht die Atmosphäre frei von Staubteilchen und Verunreinigungen. Dieses meteorische Wasser (Regen oder Schnee) ist zwar fast frei von lösbaren Mineralien, aber keineswegs ganz rein, außer in sehr großen Höhen und über der Grenze von ewigem Schnee und Eis.

Etwa 25 bis 40 % der jährlichen Regenmenge in den gemäßigten Zonen versickert sofort in die Erde und geht abwärts durch den weichen Boden bis zu einer harten Schicht, zu einer Ton- oder undurchlässigen Schicht oder zu Felsoberflächen, bahnt sich seinen Weg durch Abgründe, Erdspalten und Fugen oder als Gletscherwasseransammlungen bis zu den Grundwasservorräten. Dann fließt es unter der Erde viele Kilometer, bis es wieder seinen Weg zur Oberfläche zurückfindet, entweder vom Boden eines Sees, im Bett eines Flusses, an der Seite eines Hügels oder Berges oder als Quelle. Wenn es als Quellwasser wieder erscheint, ist es zwar frei von organischen Stoffen, aber oft sehr reich an Gasen und Mineralien. Die Härte der meisten Quellwasser wird hauptsächlich verursacht durch seinen Gehalt an Kalziumbikarbonat, das sich durch eine Reaktion der Kohlensäure im Regenwasser mit kalkhaltigem Material bildet.

Absolut reines Wasser kann man nur erhalten, wenn man Wasser mehrfach destilliert und dabei Silbergefäße verwendet. Destilliertes Wasser, auch wenn es in Porzellan- oder Glasgefäßen aufbewahrt wird, nimmt schnell kleine Mengen von Silikaten aus dem daraus hergestellten Behälter wieder auf: Das reinste Wasser, das wir in der Natur erhalten können, ist der Regen, der auf hohen Bergen herabfällt oder auf dem Lande nach mehreren Stunden starker Niederschläge.

Regenwasser enthält jedoch winzige feste Teilchen, die für die Kondensation des Wasserdampfes in der Atmosphäre notwendig sind. Aber die erdigen Bestandteile im Regenwasser sind unendlich geringer als in hartem Wasser. Bakterien sind auch im Regenwasser enthalten, so daß es gereinigt werden sollte, wenn man es für Trinkzwecke benutzen will. Regenwasser wird am besten in zementierten Zisternen aufbewahrt. Wenn Wasser in verzinkten Tanks aufbewahrt wird, kann eine Metallvergiftung entstehen. Verwesende organische Materialien erhöhen die Lösekraft von Wasser für Metalle und zerfressen so die

Behälter und Transportröhren. Es gibt verschiedene Fälle von Blei- und Zinkvergiftungen, deren Ursache am Wasser lag, das zu lange in Zinktanks aufbewahrt worden war. Solche Tanks sollten nie für Trinkwasser verwendet werden.

Alle Quellwasser sind mehr oder weniger hart. Dabei wird der Härtegrad üblicherweise durch die Fähigkeit, Seife aufzulösen, bestimmt. In weichem Wasser, wie z. B. Regenwasser oder destilliertem Wasser, schäumt Seife sofort, während in hartem Wasser eine beträchtliche Menge Seife verwendet werden muß, ehe sich überhaupt Schaum bildet. Der Grund dafür sind Kalziumsalze, Karbonate und Kalksulfate, die sich mit den Fettsäuren der Seife zu neuen Kombinationen verbinden. Nur nachdem diese Salze chemisch mit den Fettsäuren abgebunden sind, ergibt sich eine ausreichende Schaumbildung.
Kalziumkarbonat im Quellwasser bildet sich durch die Anwesenheit von freiem Kohlesäuregas (das während des Herunterfallens als Regen durch die Luft aufgenommen wurde) in Verbindung mit Kalk, der aus dem Erdboden aufgenommen wurde. Das Kochen des Wassers zerlegt Kalziumkarbonat in seine Bestandteile. Kohlensäuregas entweicht in die Luft und Kalk schlägt sich nieder. Nur wenn Kalziumkarbonat das einzige im Wasser enthaltene Mineral war, ist es weich geworden. Anderenfalls kann es noch hart sein, wenn auch nicht im gleichen Maß wie vorher, weil sich Kalziumchloride und Kalziumsulfate nicht durch Kochen entfernen lassen. Um diese Substanzen zu entfernen, gibt es kein besseres Mittel als die Dampfdestillation.

Wenn ein Destilliergerät zur Reinigung von Trinkwasser verwendet wurde, dann wird dieses Wasser Geräte wie Kaffeemaschinen, Durchlauferhitzer usw. nicht verstopfen oder mit Kalkablagerungen versehen wie hartes Wasser.

Der Glaube, daß hartes Wasser gut sei, weil es den notwendigen Kalk für den menschlichen Körper liefert, hat überhaupt keine Begründung; genau so wenig, wie die Meinung, daß weiches Wasser Knochen weichmacht, vorzeitigen Verfall von Zähnen herbeiführt oder einige der benötigten Elemente aus der Magenschleimhaut und den Darmschleimhäuten herauslöst, richtig ist.

Destilliertes Wasser beraubt lebendes Gewebe nicht der organischen Salze, wie oft angenommen wird.

Kalk, der für den Körper von Nutzen sein soll, muß in organischer Form geliefert werden, so wie man ihn in Früchten, Salaten und Gemüse findet. Die allgemein übliche Praxis, Babies Kalkwasser oder Kalktabletten zu geben, ist im Lichte der modernen Körperchemie nicht gerechtfertigt. Tatsächlich verursacht hartes Wasser oft Verdauungstörungen und Verstopfung, die durch die Verwendung von destilliertem Wasser beseitigt werden. Gemüse, die in hartem Wasser gekocht werden, bleiben hart und schwer verdaulich. Das ist besonders der Fall bei Hülsenfrüchten, denn das Kalziumsulfat im Wasser bildet beim Kochen mit Pflanzeneiweiß harte, unverdauliche Verbindungen, die Blähungen verursachen. Es gibt keinen Zweifel daran, daß die Verwendung von destilliertem Wasser dazu beiträgt, das Leben zu verlängern, denn es verhütet in großem Ausmaße die Verhärtung der Arterien und erleichtert die Arbeit der Nieren.

Dr. Luther L. von Wedeking von der Navy Yard of Brooklyn, N. Y. hat große Erfahrungen mit destilliertem Wasser, das in der amerikanischen Marine ausschließlich verwendet wird. Er schreibt:

»Jeder denkende Mensch, ob Mediziner oder Laie, der nur eine bescheidene Kenntnis der Ausscheidungsprozesse hat, nicht nur von Giften, sondern auch des generellen Ablaufs der Ausscheidung von Exkrementen aus dem menschlichen Körper, wird sofort den therapeutischen Wert von reinem Wasser erkennen. Wenn er nämlich ein klein wenig nachdenkt, wird er feststellen, daß dieses mehr an Flüssigkeit in keiner Weise die Nieren überfordert, sondern ihre Last erleichtert, da diesem Filter eine verdünnte anstatt eine konzentrierte Lösung zugeführt wird. Außerdem wird der Prozeß der Ausscheidung über die Poren weitgehend verbessert.« Es kann nicht infrage gestellt werden, daß destilliertes Wasser, d. h. gereinigtes Wasser, dem üblichen harten Quellwasser vorzuziehen ist. Menschen, die Zweifel hinsichtlich der Güte ihres Wassers haben, sollten sich ein kleines Destilliergerät beschaffen und Ihren täglichen Trinkwasserbedarf damit selbst herstellen. Wasser ist eine Notwendigkeit für alle Formen pflanzlichen und tierischen Lebens, sorgar bei den einfachsten Arten. Der Stoffwechsel, der menschliche Energie herstellt, ist abhängig von der Anwesenheit von Wasser in den Geweben. Kein lebenswichtiger Vorgang ist ohne Wasser möglich.

Wasser macht beinahe zwei Drittel des menschlichen Körpers aus.

Die Tabelle auf Seite 117 zeigt den Prozentsatz des Wassergehaltes in seinen verschiedenen Teilen an:

Zähne	10,0 %	Galle	86,0 %
Knochen	13,0 %	Blut-Plasma	90,0 %
Knorpel	55,0 %	Blut-Serum	90,7 %
rote Blutkörperchen	68,7 %	Lymphen	94,0 %
Leber	71,5 %	Speichel	95,5 %
Muskelgewebe	75,0 %	Verdauungssäfte	99,5 %
Milz	75,5 %	Gehirn	80,5 %
Lungen	80,0 %		

Die Anwesenheit von Wasser ist absolut nötig für den Verdauungsvorgang als Lösemittel der Nahrung. Es ist ebenfalls erforderlich für die Auflösung der verschiedenen Substanzen, die durch die Ausscheidungsorgane aus dem Körper entfernt werden müssen. Über die Hälfte der in den Körper eingeführten Wassermenge wird wieder durch die Nieren ausgeschieden, ferner ein Viertel durch die Haut, siebzehn Prozent durch die Lungen und vier Prozent durch die Därme. Somit verlieren wir laufend in verschiedener Weise Wasser. Die Luft, die wir ausatmen, ist mit Feuchtigkeit gesättigt, und die Haut gibt bei anstrengender Bewegung täglich einen halben bis zu einem ganzen Liter Wasser in Form von Schweiß ab. Unter normalen Bedingungen scheiden die Nieren ein bis anderthalb Liter Wasser täglich aus. Es gibt jedoch auch gewohnheitsmäßige Trinker leichter alkoholischer Getränke wie beispielweise Bier, die oft vier bis fünf Liter Flüssigkeit an einem einzigen Tag verkonsumieren und dadurch eine Überforderung und Schwächung der Nieren hervorrufen, wobei gleichzeitig das Blut verarmt.

Die tatsächlich benötigte Wassermenge des Körpers hängt von verschiedenen Umständen ab, wobei die Hauptrolle das Klima und die Art der Tätigkeit spielt. Je größer die körperliche Aktivität des Organismus ist, desto größer ist auch der Bedarf an Flüssigkeit. Dieser wird durch den Durst angezeigt, der dann am besten mit reinem Wassser befriedigt wird. Aber der größere Teil des fü r die physiologischen Funktionen des Körpers erforderlichen Wassers sollte der Nahrung entnommen werden, vorausgesetzt, sie ist richtig gewählt.

So enthalten Früchte einen großen Prozentsatz Wasser, zwischen 80 und 90 Prozent. Daher brauchen Menschen, die viel Obst und Gemüse essen, wenig oder gar kein Wasser zu trinken, denn diese Nahrung enthält bereits ausreichende Wassermengen. Weiterhin ist in Lebensmitteln das Wasser in seiner reinsten Form enthalten. Es ist destilliert im Labor der Natur. Wenn wir es nun in dieser Form zu uns nehmen, so ist das der beste und gesundeste Weg. Darüberhinaus befindet sich das Wasser in Obst und Gemüse in einer organischen Verbindung mit anderen Stoffen und hat daher eine vorteilhafte Wirkung auf unser Körpersystem. Ein Mensch, der sich überwiegend von solchen Lebensmitteln ernährt, hat wenig Verlangen nach irgendeiner anderen Flüssigkeit. Nur der übermäßige Verzehr von Fleisch und anderen stark gewürzten, konzentrierten Nahrungsmitteln verursacht einen abnormalen Durst. Gewisse Tiere, wie zum Beispiel Hasen und Kaninchen, die sich von Gräsern und Kräutern ernähren, die etwa 85 % Wasser enthalten, trinken niemals, solange sie ihre natürliche Nahrung finden. Muttermilch enthält etwa 87 % Wasser; saftige Füchte und fleischiges Gemüse enthält in etwa den gleichen Prozentsatz. Ein Mensch, der täglich etwa vier Pfund frische Früchte ißt, hat außer ca. 250 g bester Nahrung mindestens 1 1/2 Liter Wasser in bester Qualität zu sich genommen. Wie bereits ausgeführt, ist bei einer Ernährung mit viel Eiweiß mehr Wasser nötig, ebenso bei einer Ernährung mit konzentrierter Nahrung, bei der die Hauptnahrungsbestandteile Fette und Kohlenhydrate sind. Der Grund dafür liegt darin, daß die Abfallprodukte der Kostform eine große Menge Wasser zur Lösung und Ausscheidung brauchen. Jedoch sollten wir nicht glauben, daß wir durch reichlich Wassertrinken den Körper wie einen Abwasserkanal durchspülen können. Dies ist eine irrtümliche Meinung, die aus einem fehlenden Verständnis der physiologischen Funktionen des Organismus herkommt. Reinigung des menschlichen Organismus ist ein elektrochemischer Prozeß der lebenden Zellen. Abfallprodukte wie Harnsäure, Schwefelsäure, Kohlensäure usw. müssen zuerst mit einigen alkalischen Elementen, in der Hauptsache Natrium, gebunden werden, ehe sie von Blut aufgenommen und ausgeschieden werden können.

Wenn es unserer Ernährung an den nötigen organischen Salzen mangelt, dann verkomplizieren große Mengen Wasser noch die Situation, da sie das Blut verdünnen und seinen Anteil an Mineralstoffen noch verringern. Ähnlich verlieren dann die Verdauungssäfte ihre Kraft. Die Verdauung und Ausscheidung wird behindert, während das Herz und die Nieren überanstrengt werden. Andererseits reichert eine richtige Ernährungsweise das Blut mit den notwendigen organischen Salzen an und hilft so dem Körper, seine physiologischen Aufgaben durchzuführen. Das gilt besonders im Hinblick auf eine vollkommene Verdauung der Nahrung und für die Ausscheidung der Abfallprodukte. Die übermäßige Verwendung von Kochsalz (anorganisches Natriumchlorid), kann nicht scharf genug verurteilt werden. Es schafft einen unnatürlichen Durst, denn es beraubt das Gewebe aufgrund seiner harntreibenden Wirkung einer großen Menge Wassers. Wenn jemand ein Getränk zu sich nimmt, nicht weil er durstig ist, sondern weil dieses Getränk gut schmeckt, dann überschreitet er den echten Flüssigkeitsbedarf des Körpers und überfordert damit seine Ausscheidungsorgane. Es ist eine Tatsache, daß viele Menschen meinen, sie könnten ihren Durst nicht mit klarem Wasser löschen, sondern sie müßten etwas trinken, das auch gut schmeckt. Diese künstlich erworbenen Wünsche entstehen hauptsächlich durch falsches Essen und sind verantwortlich für übermäßiges Trinken und den daraus entstehenden fatalen Konsequenzen. Der durstige Mensch, der seinen Durst nicht stillen kann, wenn das Getränk nicht eine Art Droge enthält, hat sehr schädliche Angewohnheiten angenommen. Zu solchen ungesunden Flüssigkeiten kann man auch die verschiedenen berauschenden Getränke rechnen, selbst wenn sie nur einen geringen Prozentsatz Alkohol enthalten, ferner sind es Kaffee, Tee, Sprudelwasser und zahlreiche mit Kohlensäure versetzten Wasser, wie sie in Erfrischungshallen und an Theken ausgeschenkt werden.

Alle diese Getränke bringen bei regelmäßigem Verzehr durch und über das Wasser hinaus etwas in den Organismus hinein, was nicht nur für den Körper schädlich ist, sondern auch die erwünschte Wirkung des Wassers stört. Weiterhin stimulieren alkoholische Getränke die Nieren und führen eine starke Harnausscheidung herbei, wodurch laufend notwendige mineralische Elemente aus Blut und Lymphen entfernt werden.

Alle Flüssigkeiten müssen durch die Blutgefäße des Magens oder des Dünndarms zu dem Brustmilchgang (Sammelröhre aller Lymphe, die über einen Venenstamm in die obere Hohlvene und damit ins Blut mündet) gehen, der aufwärts vor dem Rückgrat läuft und sich an der Wurzel des Nackens in die großen Blutgefäße, die zum Herzen führen, öffnet. Von da aus läuft das Blut zu jedem Teil und Organ des Körpers, ernährt und reinigt die Zellen und bildet Verdauungssäfte und Drüsensekret. Die organischen Salze verbrauchen bei der Durchführung ihrer Funktionen Lebenselektrizität und Magnetkraft und müssen erneuert werden durch natürliche Kost. Mineralwasser, Kaffee, Tee und alkoholische Getränke liefern diese Salze nicht, sondern beeinträchtigen das schon verarmte Blut und die Lymphe noch mehr. In all solchen Fällen ist eine Obstkost viel wirkungsvoller als das Trinken von vier bis acht Litern Flüssigkeit täglich, für die auch keine physiologische Notwendigkeit besteht. Es besteht auch eine weitverbreitete und völlig unbegründete Meinung, daß die in Mineralwasser enthaltenen Salze lebenswichtige Stoffe für die richtigen physiologischen Funktionen unseres Organismus liefern. Sorgfältige Untersuchungen haben wiederholt gezeigt, daß anorganische Substanzen wie Kalk, Natrium, Pottasche, Eisen, Silizium usw., die in diesen Wassern enthalten sind, wohl in den Kreislauf eintreten und einige kurzzeitige chemische Reaktionen hervorrufen, aber daß sie nicht die wichtigen Prozesse anstelle der hoch organisierten Salze der natürlichen Lebensmittel durchführen können. Die wundervollen Heilungen, die aus berühmten Kurorten berichtet werden, müssen den verstärkten Leibesübungen in frischer Luft und einer mehr oder weniger strengen Diät zugeschrieben werden und nicht dem fleißigen Trinken gewisser Quellwasser. Die meisten der Mineralwasser, die als Abführmittel eingesetzt werden, geben nur eine vorübergehende Erleichterung und verursachen bei regelmäßiger Einnahme einen katarrhalischen Zustand des Verdauungskanals. Reines Wasser mit dem Zusatz von etwas unvergorenem Fruchtsaft ist in solchen Fällen viel besser, da die milden Fruchtsäuren die normale Tätigkeit der Verdauungsorgane fördern und helfen, Verstopfungen zu beseitigen.

Wie schon ausgeführt, ist eine einfache und mäßige Ernährung der beste Weg, die Wasserversorgung des Körpers zu regulieren. Die Kost sollte frei von anorganischen Salzen, Gewürzen und Geschmacksverbesserungsstoffen sein, aber eine reichhaltige Auswahl von Salaten, Gemüse und frischem Obst aufweisen. Dadurch wird der Bedarf nach Flüssigkeiten stark reduziert, und wenn dann Durstgefühl auftritt, so ist das natürlich und wird am besten mit reinem Wasser in bescheidener Menge befriedigt.

Wenn Flüssigkeiten, für die keine physiologische Notwendigkeit besteht, gewohnheitsmäßig in den Körper hineingeschüttet werden, so steht das nicht in Übereinstimmung mit den Regeln der natürlichen Gesundheitslehre.*

Man kann keine festen Regeln für die zu trinkenden Wassermenge aufstellen außer der einen, daß man nicht während der Mahlzeiten trinken soll oder dies auf ein Minimum reduzieren sollte. Wenn sich Anzeichen von Durst ergeben, sollte die Mahlzeit überwiegend aus frischen Früchten bestehen. Eiswasser sollten Sie nie trinken und die Temperatur des Trinkwassers sollte nie 10 Grad Celsius unterschreiten. Wenn die Verwendung von heißem Wasser für innere Zwecke nötig ist, soll die Temperatur zwischen 40 Grad Celsius bis 50 Grad Celsius oder geringfügig über der Blutwärme liegen.

** Die »natürliche Gesundheitslehre« wird in Deutschland vertreten von der Gesellschaft für natürliche Lebenskunde e. V. in 27723 Worpswede, Postfach 12 12, die auf Anfrage weitere Auskünfte erteilen kann.*

Literaturhinweise

Dr. Allen E. Banik
»Trinkwasser und Ihre Gesundheit«

Dr. Paul C. Bragg
»Wasser – das größte Gesundheitsgeheimnis«

Harvey und Marilyn Diamond
»Fit für's Leben« Teil 1

Harvey und Marilyn Diamond
»Fit für's Leben« Teil 2

T.C. Fry
»Dynamische Gesundheit«

Albert von Haller
»Gefährdete Menschheit«

Dr. Herbert M. Shelton
»Richtige Ernährung durch natürliche Nahrung«

Dr. John H. Tilden
»Mit Toxämie fangen alle Krankheiten an«

Dr. Norman S. Walker
»Wasser kann Ihre Gesundheit zerstören«

Helmut Wandmaker
»Willst Du gesund sein? Vergiß den Kochtopf!«

Dr. John Yiamouyiannis
»Früher alt durch Fluoride«

Über die Autoren

T. C. Fry ist Autor von vielen Gesundheitsbüchern. Er leitet die Akademie für Gesundheitswissenschaft in Austin/Texas, wo Gesundheitslehrer sowohl in Fernkursen als auch in der Praxis ausgebildet werden. Er hält Vorträge und führt Seminare über gesunde Lebensweise durch.

T. C. Fry hat sich besonders der Frage gewidmet, welches Wasser am besten für den Menschen geeignet ist. Er sagt »... alles vom Körper benötigte Wasser ist in richtiger Nahrung ausreichend vorhanden, und das sind frische Früchte, rohes Gemüse und Salate«. In den USA hat er sich besonders mit den Gegnern von destilliertem Wasser auseinandergesetzt. Heute finden Sie in den meisten Supermärkten und Naturkostläden selbst in vielen Büros und Ämtern **destilliertes Wasser zum Trinken.**

Dr. Herbert M. Shelton wird in USA als Vater der »natürlichen Gesundheitslehre« (Natural Hygiene) angesehen. Er war über 40 Jahre Direktor der Gesundheitsschule in San Antonio/Texas und leitete außerdem eine Fastenklinik. Er hat früh die Wichtigkeit von reinem Wasser für die Gesundheit erkannt und hat sich unermüdlich für destilliertes Wasser eingesetzt. Nichts war überzeugender für ihn, als die Erfolge bei der Gewichtsabnahme und die Heilerfolge bei allen möglichen Krankheiten bei seinen Patienten durch Fasten. Alle Patienten erhielten neben frischen Früchten, Gemüse und Salat nur destilliertes Wasser. Die weiteren sieben Autoren in diesem Buch vertreten wie *Dr. Shelton* und *T. C. Fry* die Grundsätze der natürlichen Gesundheitslehre.

Stichwortverzeichnis

Unsere Buchempfehlungen

Dr. Herbert M. Shelton

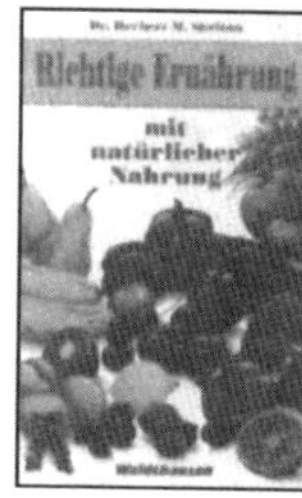

Richtige Ernährung mit natürlicher Nahrung

Das Standardwerk über natürliche Nahrung, das in den USA zur Pflichtlektüre für alle ernährungsbewußten Menschen, Ärzte, Heilpraktiker, Gesundheitsberater, Hauswirtschaftsschulen usw. wurde. Das Buch enthält das Basiswissen über die natürliche Lebensweise. *Dr. Shelton* ist bekannt als der Vertreter der »Natural Hygiene«, der natürlichen Gesundheitslehre, und er behandelt folgende Themen: Grundsätze der natürlichen Gesundheitslehre; Ernährungsgrundlagen; Früchte, Gemüse, Salate, Nüsse; Eiweiß, Kohlenhydrate, Zucker und Fette; Therapien mit Vitaminen, Mineralien u. a.; Verjüngung durch Fasten; Ursache der Freßsucht; Gesundheitspflege des kranken Menschen.

T. C. Fry

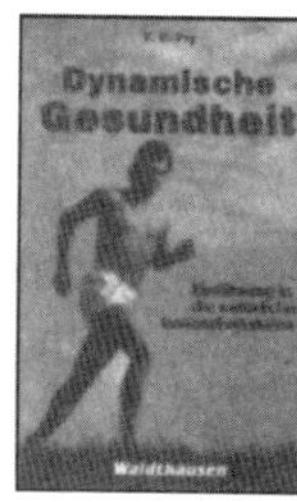

Dynamische Gesundheit

Einführung in die natürliche Gesundheitslehre. *T. C. Fry* beschreibt seine eigenen Erfahrungen mit der »Natural Hygiene« – der natürlichen Gesundheitslehre, die ihn so begeisterte, daß er seinen Beruf aufgab und sich voll in den Dienst dieser seit 1822 existierenden Organisation stellte. Die natürliche Gesundheitslehre befolgen bedeutet, die Naturgesetze zu beachten. Jeder Verstoß gegen die Naturgesetze führt zu Krankheiten, Streß, Umweltproblemen usw. Natürliche Ernährung, bestehend aus rohem Obst, Gemüse, Salaten und Nüssen, Bewegung an frischer Luft, Sonnenlicht und seelischer Ausgeglichenheit führen zu einer dynamischen Gesundheit. Wie Sie das erreichen? Das sagt Ihnen dieses Buch!

Waldthausen Verlag · 27718 Ritterhude